Jean Pütz · Christine Niklas · Ellen Norten

Darm & Po

Gesunde Pflege von innen und außen

vgs

Pütz, Jean:
Darm & Po : Gesunde Pflege von innen und außen / Jean Pütz ;
Christine Niklas ; Ellen Norten. – Köln : vgs, 1996
(Hobbythek)
ISBN 3-8025-6201-1
NE: Niklas, Christine:; Norten, Ellen :

Die Vorschläge in diesem Buch sind von Autoren und Verlag nach bestem Wissen und Gewissen sorgfältig erwogen und geprüft, die Informationen stellen aber keinen Ersatz für medizinische Betreuung jeglicher Art dar. Autoren und Verlag sowie ihre Beauftragten übernehmen keine Haftung für etwaige Personen-, Sach- und Vermögensschäden, die sich aus dem Gebrauch oder Mißbrauch der in diesem Buch dargestellten Methoden ergeben.

Bildquellen:

S. 15: aus: Pietro Motta/Piero Angela: La Macchina Meravigliosa, Istituto Geografico de Agostini, Novara 1990
S. 16 und S. 50 : Prof. Dr. Heinz Mehlhorn, Heinrich Heine Universität Düsseldorf, Institut für Zoomorphologie, Zellbiologie und Parasitologie
S. 21: Titelseite des Buches: Werner Holzwarth/Wolf Erlbruch, Vom kleinen Maulwurf, der wissen wollte, wer ihm auf den Kopf gemacht hat, © Peter Hammer Verlag GmbH, Wuppertal 1989
S. 22: aus: Richard Neudecker, Die Pracht der Latrine, © Verlag Dr. Friedrich Pfeil, München 1994
S. 26, 32: WDR, Köln
S. 33: Behr, Wunderlich & Co., Hamburg
S. 43: Bayer AG, Leverkusen
Alle übrigen Fotos: Cornelis Gollhardt, Stephan Wieland und Jörg Zaber, Düsseldorf
Grafiken: Designbureau Jochen Kremer/Gabi Mahler, Köln

2. Auflage 1997

Umschlaggestaltung: Kombo, Kommunikationsdesign GmbH, Köln
Redaktion: Martina Weihe-Reckewitz
Produktion: Wolfgang Arntz
Gesamtherstellung: Universitätsdruckerei H. Stürtz AG, Würzburg
Gedruckt auf chlorfrei gebleichtem Papier
Printed in Germany
ISBN 3-8025-6201-1

Inhalt

Vorab: Eine Reminiszenz an ein ungeliebtes Organ

Der Darm: Ein Stückchen Außenwelt im eigenen Körper

Der Darm ist ein außergewöhnliches Organ. Mit ca. 5–6 m Länge und ca. 200–300 Quadratmetern Schleimhautfläche ist er das größte Organ unseres Körpers. Pro Tag verdaut er bis zu 2 kg Nahrung. Seine Oberfläche besteht aus Milliarden von Zellen, die dafür sorgen, daß dem Organismus die Stoffe zugeführt werden, die er zum Aufbau von Körpersubstanz und für seinen Energiebedarf benötigt. Diese Substanzen können die Darmschranke aber nur überwinden, wenn sie in kleinere Moleküle zerlegt werden. Das ist die Aufgabe der Verdauung; wie, das werden wir in diesem Buch noch sehr ausführlich erklären, zunächst möchten wir aber auf die verblüffende Tatsache aufmerksam machen, daß der Darm (inklusive Mund, Speiseröhre und Magen) nicht direkt zum Körperinnern gezählt wird. Er ist stets auch ein gut Teil Außenwelt. Zwar sorgen Mund, Magen und der Schließmuskel des Afters dafür, daß nichts unkontrolliert von außen in uns eindringen kann, im Prinzip jedoch stellt der Darm einen Kanal quer durch unseren Körper dar, dessen Innenraum mit der Außenwelt in Verbindung steht.
Natürlich bezeichnen wir Menschen unseren Mund oder unsere Speiseröhre keineswegs als Darm, doch noch im Tierreich, bei Regenwürmern oder Insekten, meint der Begriff „Vorderdarm" diesen Bereich. Erst der Mitteldarm entspricht unserem Dünndarm, und der Ausdruck „Enddarm" kennzeichnet auch bei den Tieren den Abschnitt, der bei uns Menschen ebenfalls „Enddarm" genannt wird. Verdaut wird jedoch in allen Bereichen und nicht nur im hinteren Teil des Darms. Aus diesem Grund berichten wir in unserem Buch auch über den Mund und seine Drüsen, die Speiseröhre und den Magen, obwohl diese umgangssprachlich nicht zum Darm gerechnet werden.

Eines spiegelt sich in dem unterschiedlichen Gebrauch des Wortes „Darm" bei Mensch und Tier wider: Bei uns modernen Menschen ist der Darm weitgehend tabuisiert, man spricht nicht gern darüber, man schämt sich eher. Darm- und Analleiden werden selbst unter engsten Freunden nicht besprochen. In einer Zeit, in der sogar über die ausgefallensten Sexualpraktiken offen in den Medien berichtet wird, sind Hämorrhoiden, Verstopfung oder Durchfall noch immer kein öffentliches Thema – obwohl mehr als ein Drittel der Menschen große Probleme mit der Verdauung und ihrem Darm haben.
Doch der Darm trägt sein negatives Image völlig zu Unrecht, denn er ist das entscheidende Verdauungsorgan. Fette und Zucker als wichtigste Energiespender sowie Eiweiße, Mineralstoffe und

Vitamine als bedeutende Körperbaustoffe und Hilfssubstanzen zur Steuerung des inneren Gleichgewichts werden im Darm aus der zugeführten Nahrung gewonnen. Erst wenn sie in dieser Form die innerste Darmhaut, das Darmepithel, passiert haben, befinden sie sich im Körperinneren. Nun werden sie entweder weiterverarbeitet, d. h. verstoffwechselt, oder an die Stellen abtransportiert, an denen sie benötigt oder gespeichert werden. Außerdem scheidet der Darm all die Stoffe aus, für die der Körper keine weitere Verwendung hat, die unverträglich oder gar giftig sind. Zu ihnen zählen nichtverwertbare Stoffwechselendprodukte, überzählige Darmbakterien und Ballaststoffe. Letztere sind für eine geregelte Verdauung jedoch unabdingbar. Sie füllen den Darm und regen so die Darmbewegungen an, die schließlich zur Darmentleerung führen.

Mehr als „nur" Verdauen: Der Darm als Trainingsfeld für das Immunsystem

Verdauung und Ausscheidung, diese Funktionen des Darms kennt wohl jeder, doch er leistet noch viel mehr. Die meisten Menschen wissen nicht, daß sich in unserem Darm ein großer Teil, ja sogar der größte Teil des Immunsystems befindet! Generell scheint der Darm ein wichtiges Trainingsfeld für unser Immunsystem zu sein. Er setzt sich sozusagen mit der sicheren Barriere der Darmschleimhautsperre im Rücken mit fremden oder darmeigenen Bakterien und anderen Krankheitserregern auseinander. Er befindet sich demnach in Hab-acht-Stellung. Wenn allerdings zum Beispiel durch Einnahme von Breitbandantibiotika die gesamte Darmflora zerstört wird, so geht das Immunsystem aus der Hab-acht-Stellung in eine Schlafstellung über. Es braucht sich ja jetzt nicht mehr anzustrengen. Gelangen nun tatsächlich Erreger über andere Eingangspforten in unseren Körper hinein, so finden sie breite Angriffsflächen und haben ein leichtes Spiel. Immunologen, d. h. Wissenschaftler, die sich mit dem Status des Immunsystems beschäftigen, haben diese Tatsache eindeutig nachgewiesen. Ja, man kann sogar davon ausgehen, daß das Immunsystem kurz nach der Einnahme von Antibiotika stark in Mitleidenschaft gezogen wird. Der Körper ist jetzt ganz besonders anfällig für Erkrankungen, die beispielsweise durch Viren ausgelöst werden, auf die das Antibiotikum keinen Einfluß hat. Ein erster Tip: Lassen Sie sich von Ihrem Arzt nach der Einnahme von Antibiotika ein Medikament verschreiben, das bewirkt, daß die Darmflora sich schneller wieder regenerieren kann (vgl. *Seite 17*).

All dies zeigt bereits, daß der Darm viel mehr Funktionen übernimmt, als zunächst angenommen. Er spielt im systemischen Zusammenspiel der Organe und Körperfunktionen eine wichtige Rolle und wurde in seiner Bedeutung lange Zeit unterschätzt.
Völlig falsch war es – wie bisher geschehen –, das Herz als das Zentrum des Gemüts und der Seele anzusehen. Nach dem heutigen Wissensstand muß man dieses Vorrecht fast ausschließlich dem Darm – oder sagen wir besser den Organen im Bauch – zuordnen. Jeder weiß, daß unter psychischem Druck vor allem der Verdauungsapparat durcheinandergerät, daß sich der Seelenschmerz am stärksten in der Bauchregion bemerkbar macht.
In der Naturheilkunde sind diese Funktionen des Darms schon lange bekannt. Fasten und Darmreinigungen gehören hier beinahe zu den Standardtherapien. Naturheilkundlich ausgerichtete Ärzte gehen davon aus, daß sie über Darmbehandlungen auch andere Organe heilen und das allgemeine Wohlbefinden ihrer Patienten verbessern können. Einmalig ist übrigens auch das Nervensystem unseres Verdauungstraktes. Das darmeigene Nervennetz besteht aus 100 Millionen Zellen, was Experten dazu veranlaßt hat, von einem zweiten Gehirn im Körper, dem Darmhirn, zu sprechen. Sogar unser Rückenmark enthält weniger Nervenzellen.

Die Verdauungsvorgänge

Von Spaghetti Bolognese zum Kot: Der lange Weg bis zum Darm

Wenden wir uns aber zunächst der bekanntesten Aufgabe des Darms zu, der Verdauung. Schon beim bloßen Hinsehen wird klar, welch enorme Aufgabe der Darm hier erfüllt. Vergleichen wir eine Portion Spaghetti Bolognese mit dem „Produkt", das wir hinterher auf der Toilette „entsorgen", so läßt sich ja wohl keinerlei Ähnlichkeit feststellen. Die Mahlzeit wurde verdaut, die Abfallstoffe im Idealfall als braune Wurst ausgeschieden. Während dieses Prozesses hat der Darm dafür gesorgt, daß sämtliche enthaltenen Nährstoffe wie Eiweiß, Fett und Kohlenhydrate für den Körper verfügbar wurden, und hat außerdem Vitamine, Mineralien und Spurenelemente aus der Mahlzeit gewonnen. Tausende von chemischen Reaktionen waren für all diese Vorgänge notwendig. Nährstoffe wurden in Moleküle zerlegt, umgebaut und unbrauchbare Stoffe wurden ausgeschieden. Die Wurst, der ungeliebte Scheißhaufen also, ist zumindest beim gesunden Menschen das erstklassige Produkt einer optimalen Nahrungsverwertung.

Mit dem ersten Bissen, den wir bei einer Mahlzeit in den Mund nehmen, setzt die Verdauung ein. Der Speichel fließt und mit ihm die ersten Verdauungsenzyme, die bereits im Mund beginnen, die Nahrung aufzuschließen. Unter der Zunge und den Ohren befinden sich die großen Verdauungsdrüsen, die Unterzungen- sowie die Unterkiefer- und Ohrspeicheldrüsen (vgl. *Abbildung 1*). Sie nehmen beim Kauen sofort ihre Funktion auf. Manchmal wird diese Reaktion sogar schon früher ausgelöst, nämlich dann, wenn uns beim Anblick, beim Geruch oder beim alleinigen Gedanken an eine leckere Speise buchstäblich das Wasser im Munde zusammenläuft.

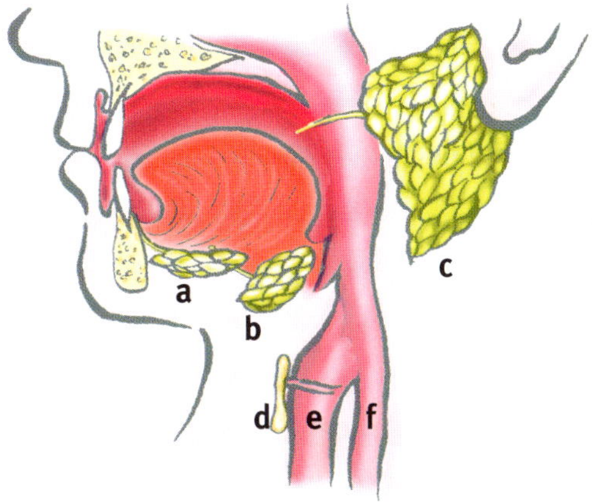

Abb. 1: Die Verdauung beginnt bereits im Mund: Unterzungendrüse (a), Unterkieferdrüsen (b) und Ohrspeicheldrüsen (c) produzieren die ersten Enzyme, die bereits beim Kauen von kohlenhydrathaltigen Speisen Traubenzuckermoleküle aus Stärkemolekülen herauslösen. Danach passiert der eingespeichelte Speisebrei den Kehlkopf (d) und wird durch die Speiseröhre (f) zum Magen transportiert. Gefährlich wird es, wenn Speisen in die Luftröhre (e) geraten.

Noch ein kurzes Wort zum Begriff Enzym. Enzyme sind Substanzen, die der Körper selbst bildet, um zum Beispiel Stärke zu zerlegen. Stärke ist nichts anderes als an einer langen Kette aneinandergereihte Glucose-Moleküle. Damit Stärke vom Körper verwertet werden kann, müssen diese in die einzelnen Glucosebausteine zerlegt werden. Das stärkeabbauende Enzym – Amylase genannt – ist dazu in der Lage. Gleiches erfolgt beim Verdauen von langen Eiweißketten, wie sie sich im Fleisch oder in Keimlingen von Getreidekörnern usw. befinden. Sie müssen in die einzelnen Aminosäuren oder wenigstens Aminosäuregruppen zerteilt werden. Dieses geschieht durch die sogenannte Protease (von Protein = Eiweiß).

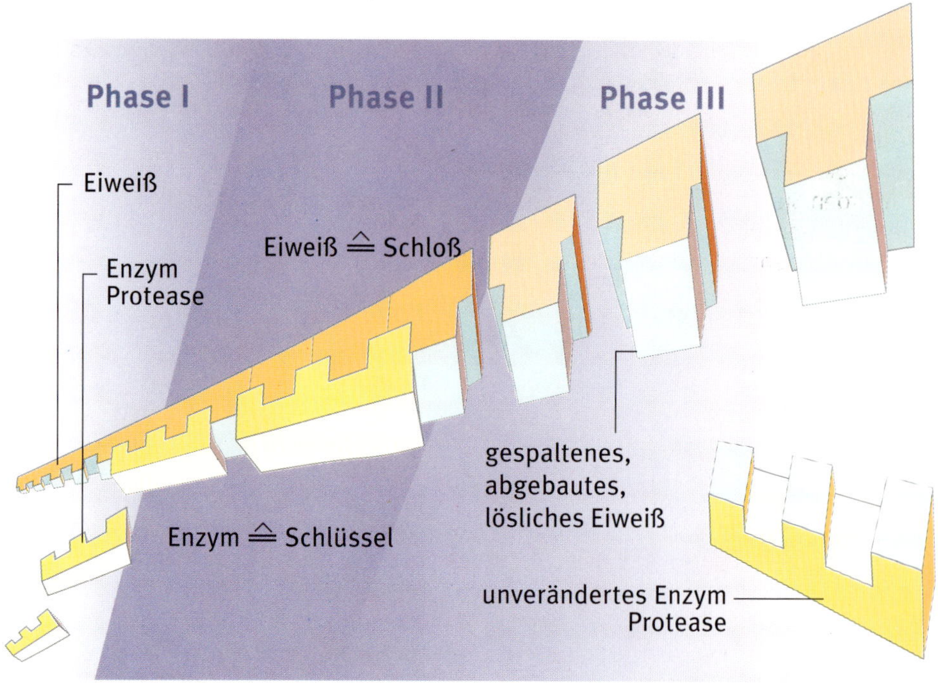

Abb. 2: Enzyme arbeiten nach dem Schlüssel-Schloß-Prinzip. Hier ein Beispiel zur Spaltung von Eiweißmolekülen: Das unlösliche Eiweiß ist das Schloß, der Schlüssel dafür das Enzym Protease. Dringt der Schlüssel in das Schloß, zerfällt das Eiweiß und wird löslich. Der Schlüssel – die Protease – geht unverändert aus diesem Vorgang hervor.

Grundsätzlich sind Enzyme, im alten Sprachgebrauch auch Fermente genannt, in der Lage, biochemische Vorgänge zu beschleunigen oder bestimmte Verbindungen auf energiesparendste Weise entweder zu zerlegen oder aufzubauen. Sämtliche Stoffwechselvorgänge bei Pflanzen, Tieren und Menschen sind allein durch Enzyme möglich. Es gibt Millionen von spezifisch wirkenden Enzymen. Viele davon baut unser Organismus selbst auf. Fehlt auch nur ein bestimmtes Enzym, kann das bereits zu erheblichen gesundheitlichen Problemen führen.

Enzyme sind, wenn man so will, die Werkzeuge bei der Montage und Demontage der gesamten Biomasse, ob bei Pflanzen, Tieren oder uns Menschen. Vergleichen kann man das mit spezifisch wirkenden Schraubenschlüsseln. Für jede Schraubengröße und -art bedarf es eines ganz bestimmten Schlüssels. Sie sind im weitesten Sinne Katalysatoren und wirken zum Teil bereits durch ihre bloße Anwesenheit, ohne direkt in den chemischen Ablauf einzugreifen. Ein Enzymmolekül kann viele Verbindungen schaffen und lösen, ohne sich dabei zu verbrauchen oder zu verändern. Selbst geringste Mengen können dabei große Wirkungen haben. Speichel oder Spucke, also das Gemisch der Sekrete von Mund- und Ohrspeicheldrüsen, enthalten Enzyme, die vor allen Dingen Kohlenwasserstoffe andauen. Das läßt sich durch ein kleines Experiment überprüfen: Nehmen Sie einen Bissen Brot, Nudeln oder ein anderes stark kohlenhydrathaltiges

Lebensmittel in den Mund. Kauen Sie länger auf diesem Bissen herum, als Sie dies normalerweise täten. Speicheln Sie die Nahrung gut ein, und achten Sie auf den Geschmack. Nach einiger Zeit werden Sie eine leichte Süße feststellen. Dieser süße Geschmack stammt von Traubenzuckermolekülen, die durch die Arbeit der Enzyme im Speichel aus den Stärkemolekülen herausgelöst wurden.

Fette und Eiweiße werden im Mund noch nicht angedaut. Der Speichel enthält allerdings noch andere Stoffe, die nicht der Verdauung dienen. Einer davon ist das Lysozym, das die Zellwände von Bakterien angreift. Spucke hat somit auch eine leicht antibakterielle Wirkung. Es ist also durchaus sinnvoll und keineswegs unhygienisch, an kleinen Wunden zu lecken oder zu saugen.
Dem Speichel kommt bei der Verdauung noch eine weitere wichtige Funktion zu: Die Nahrung wird verflüssigt und kann so als dünner Speisebrei ihren Weg durch die Speiseröhre hin zum Magen aufnehmen. Durch den Speichel alleine, ohne die Arbeit unserer Zähne, wäre dies allerdings nicht möglich. Die Zähne und unsere Kiefer leisten harte mechanische Arbeit. Versuchen Sie nur einmal, ein Stück Fleisch von einem Steak mit der Hand abzureißen. Dies wird Ihnen kaum gelingen. Erst mit Messer und Gabel werden wir diese Aufgabe ohne Probleme meistern. Unsere Zähne zerkleinern auch das zäheste Fleisch. Unterstützt werden sie dabei von der Zunge, die die Speise jeweils in die richtige Position bringt.

Die Reise zum Magen

Der gut zerkaute und eingespeichelte Nahrungsbrei kann nun geschluckt werden. Ein Schluckreflex sorgt dafür, daß nicht zuviel Nahrung unkontrolliert in die Speiseröhre oder gar in die Luftröhre gelangt. Jeder von uns hat sich schon einmal verschluckt und weiß, wie unangenehm und beängstigend dies sein kann. Leider kommt es sogar vor, daß sich Menschen zu Tode verschlucken. Die wohl prominenteste Betroffene war die Leadsängerin Cass Elliot der Gruppe „Mamas and Papas", die an einem Fischbrötchen erstickte. Äußerst gefährlich ist deshalb auch das Imponiergehabe mancher Jugendlicher, die sich ihren Schluckreflex abtrainieren, indem sie zum Beispiel eine Flasche Bier in sich hineinlaufen lassen, ohne zu schlucken.

Sobald die Nahrung die Speiseröhre erreicht, ist der weitere Transport endgültig unserem Willen entzogen. Die Speiseröhre ist ein Muskelschlauch, der sich hinter jedem Bissen ringförmig zusammenzieht. Es ist also keineswegs so, daß die Nahrung in Richtung Magen fällt, sonst könnten wir beispielsweise im Liegen gar nicht essen, sondern sie wird durch die Speiseröhre aktiv und kontrolliert zum Magen transportiert. So gelangt der Nahrungsbrei zum Magenmund.

Achtung: Einlaß nur nach Aufforderung!
Der Magen verschließt durch einen Muskelring den Zugang zur Speiseröhre. Dieser Magenmund hat eine doppelte Funktion: Zum einen kontrolliert er den Eintritt des Speisebreis in den Magen und zum anderen verhindert er, daß der Mageninhalt, insbesondere die sauren Verdauungssäfte, in die Speiseröhre gelangen. Letzteres ist besonders wichtig, denn die Säfte im Mageninnern sind äußerst aggressiv.
Im Magen findet in erster Linie die Eiweißverdauung statt. Dazu dienen zwei Magenflüssigkeiten: Salzsäure und Pepsin. Die Salzsäure desinfiziert den eintretenden Speisebrei. Insbesondere Bakterien, die mit der Nahrung in den Magen gelangen, werden durch die Salzsäure und Enzyme in der Magenflüssigkeit abgetötet. Außerdem schafft die Säure das geeignete Milieu für den zweiten Verdauungssaft des Magens, das Pepsin, das nur im sauren Bereich wirken kann.
Im Magen werden in erster Linie das Fleischeiweiß, aber auch eiweißreiche Hülsenfrüchte angedaut. Dies ist übrigens der Grund dafür, daß uns Hülsenfruchteintöpfe besonders schwer im Magen liegen, denn ihre Verdauung braucht Zeit. Gleichzeitig bekommen wir dabei auch noch die zweite wichtige Aufgabe des Magens zu spüren, nämlich seine Reservoirfunktion. Er hält die Speisen solange zurück, bis im Darm wieder ausreichend Platz für die Weiterverarbeitung ist. Dies vermittelt uns das angenehme Sättigungsgefühl.

Leider stellt es sich erst mit einer gewissen Verzögerung ein. Das ist dann verhängnisvoll, wenn wir hochkalorienhaltige Nahrung (moderne Auszugskost) mit wenig Ballaststoffen zu uns nehmen, denn dann nehmen wir in der Regel mehr Kalorien auf, als der Körper benötigt. Dies ist eine der Hauptursachen für Übergewicht.
Tip: Essen Sie langsam und wählen Sie ballaststoffreiche Kost.

Eine Straße im Magen

Generell kann man sagen, daß Flüssigkeiten den Magen am schnellsten passieren, darauf folgen breiige und schließlich feste Speisen. Ein Glas Wasser, morgens auf nüchternen Magen genossen, gelangt sehr schnell in den Dünndarm und kann dort die Verdauung unterstützen. Die spezielle Form des Magens ermöglicht die schnelle Passage von Flüssigkeiten über die sogenannte Magenstraße. Während nämlich viele feste Speisen die „Umgehungsstraße" durch alle Buchten des Magens nehmen, rutschen Flüssigkeiten direkt an der Magenwand entlang aus der Speiseröhre in den Dünndarm. Diese Kurzstrecke wird auch bei der Einnahme von Medikamenten auf nüchternen Magen genutzt, damit die Wirkstoffe des Medikaments ohne Verzögerung und unbeeinträchtigt durch andere Substanzen ins Blut und an den Wirkort gelangen.

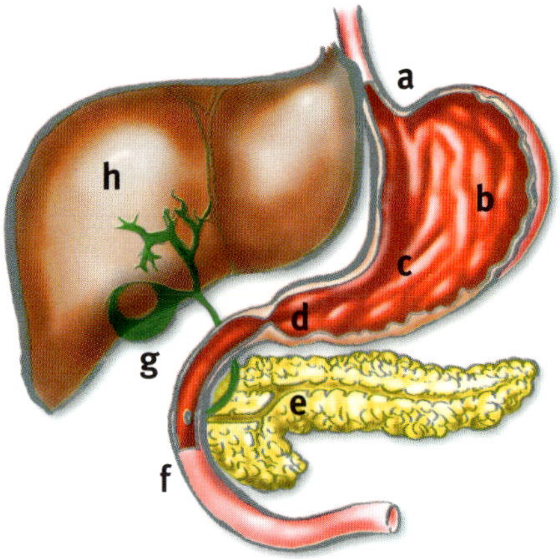

Abb. 3: Die Speiseröhre ist durch einen Muskelring, den Magenmund (a), vom Magen getrennt (b = Magenmuskeln, c = Magenstraße, d = Magenpförtner). Daran schließt sich dann der Dünndarm (f) an. Am Verdauungsvorgang beteiligt sind auch die Bauchspeicheldrüse (e), die Gallenblase (g) und sogar die Leber (h).

Chemielabor Magen

Pepsin und Salzsäure sind eine recht heikle Mischung, die wir eigentlich eher in einem Chemielabor als in unserem Körper vermuten würden. Außerdem befinden sich diese Chemikalien keineswegs in einem Reagenzglas, sondern mitten in unserem Körper, nur umgeben von Muskeln und Fleisch. Wenn wir beispielsweise rohes Fleisch in Form von Tatar oder Mett essen, wird dieses im Magen angegriffen und aufgelöst, aber unsere Magenwände widerstehen dem Angriff ohne Probleme, eben weil die Magenwand nicht einfach ein Stück rohes Fleisch ist, sondern besonders geschützt wird. Sie ist ein kompliziert aufgebautes Gewebe, dessen innerste Schicht zum Mageninhalt hin mit einem dicken, zähen Schleim überzogen ist. Diese Schleimschicht schützt den Magen. Ist die Magenschleimhaut geschädigt, so kommt es zu Magenschleimhautentzündungen und sogar Magengeschwüren. Auch Erreger, die den Säureangriff im Magen überstehen,

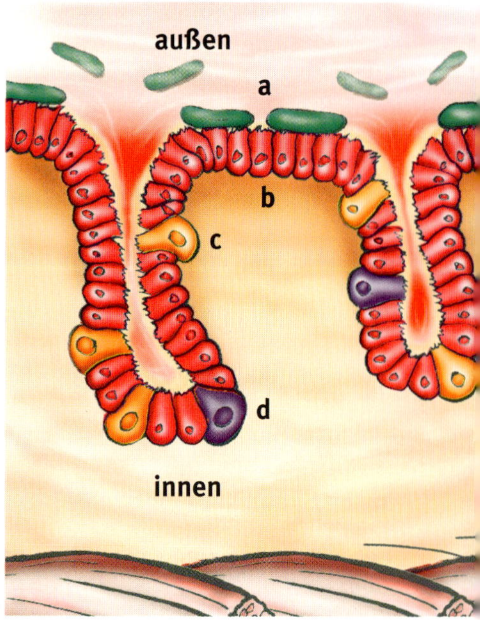

Abb. 4: Neben Stütz- und Muskelzellen liegen in der Magenwand (b) auch salzsäurebildende Zellen (c) und pepsin(ogen)bildende Zellen (d). Erst seit einiger Zeit weiß man, daß der Erreger Helicobacter pylori sich in die Schleimhaut einnistet (a) und dort jahrelang überdauern kann (vgl. Seite 43 f.).

können zu einer ernsten Gefahr werden. Doch bleiben wir zunächst bei der Funktion des gesunden Magens. Unter dem Mikroskop offenbart uns der Querschnitt durch das Magengewebe eine Vielfalt der unterschiedlichsten Zellen. Da gibt es sowohl säure- als auch pepsinbildende Zellen, aber natürlich auch Stütz- und Muskelzellen, die die Magenbewegungen, die ja bei der Verdauung eine wichtige Rolle spielen, bewirken (vgl. *Abbildung 4*).

Mit Schwung zurück auf „Los"

Diese Magenbewegungen spielen bekanntlich auch beim Erbrechen eine wichtige Rolle. Oft erkennt der Körper bereits im Magen, daß er verdorbene oder mit Infektionserregern verschmutzte Nahrung aufgenommen hat, und uns wird schlecht. Glücklich sind die Menschen dran, die in einem solchen Fall ihre Speise leicht auswürgen können. Gerade bei Lebensmittelvergiftungen ist der Schaden noch nicht allzu groß, solange sich die Schadstoffe noch im Magen befinden. Scheuen Sie sich also nicht, bei Übelkeit den Finger in den Hals zu stecken. Sie können sich damit unter Umständen viele Beschwerden ersparen. Aber nutzen Sie dieses Verfahren auf keinen Fall, wenn Sie sich „überfressen" haben. Erbrechen ist kein Verdauungsweg und erst recht kein Weg zum Abnehmen. Bulimie, die Freß-Kotz-Sucht, ist eine ernste Krankheit, der meist psychische Ursachen zugrunde liegen. Bulimie führt zu Enzymdefekten, anderen Mangelerscheinungen und krankhafter Magersucht. Bulimie ist ab einem bestimmten Zustand nicht mehr heilbar!

Verdauungsmeister Dünndarm

Direkt an den Magen schließt sich der Dünndarm an. Fast die gesamte Länge unseres Verdauungstraktes, nämlich knapp 5 von 6 Metern, macht dieser Darmabschnitt aus. Er beginnt mit dem Zwölffingerdarm (Intestinum duodenum), der in seiner Länge 12 aneinandergelegten Männerfingern entspricht. Der an den Zwölffingerdarm anschließende Darmabschnitt heißt Leerdarm (Intestinum jejunum) und darauf folgt der Krummdarm (Intestinum ileum). Diese drei Darmteile bilden gemeinsam den Dünndarm (Intestinum tenue).

Der Magen entläßt seinen Inhalt in kleinen Portionen in den Dünndarm. Pro Minute kommen nach einer Mahlzeit ca. 10 ml, das sind etwa zwei Teelöffel, Speisebrei im Zwölffingerdarm an. Der große Unterschied zwischen Magen und Darm besteht darin, daß die Nahrung hier nicht ausschließlich zerlegt wird, sondern daß die Moleküle auch durch die Darmwand geleitet werden. Zucker wird besonders schnell aufgenommen, denn er besteht ja aus einem Glucose-Fructose-Molekül, das bereits vom Speichel und anschließend vom Magensaft in seine Bestandteile zerlegt wurde. Dadurch kann die Glucose umgehend in den Organismus geschleust werden (vgl. *Seite 26*).
So gelangen hier bereits erste Nahrungsbestandteile aus dem Verdau-

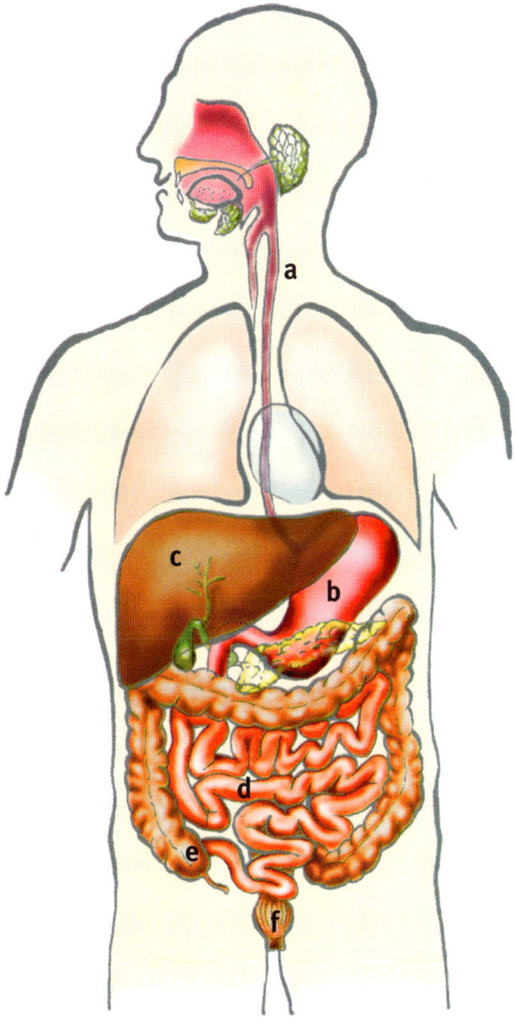

Abb. 5: Die Verdauungsorgane im Überblick: (a) Speiseröhre, (b) Magen, (c) Leber, (d) Dünndarm, (e) Dickdarm, (f) Anus.

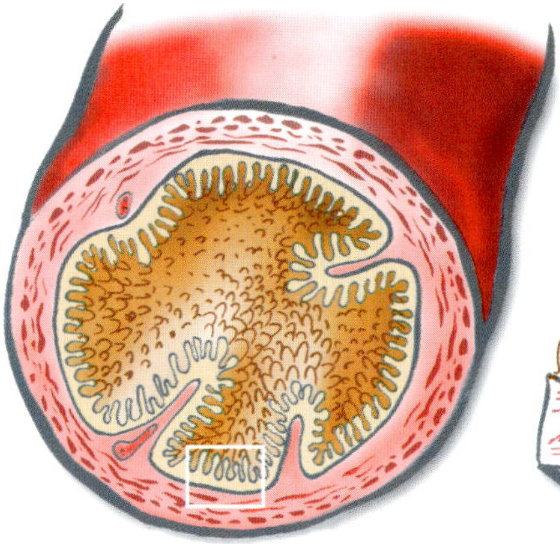

Abb. 6a: Querschnitt durch den Dünndarm: Die Oberfläche der Innenwand ist durch Darmzotten und den sogenannten Bürsten- oder Mikrovillisaum stark vergrößert.

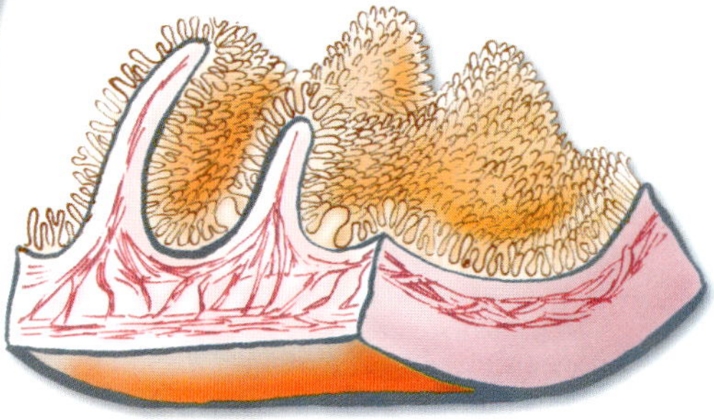

Abb. 6b: In diesen Unmengen kleiner Taschen und Höhlen kann die Aufspaltung der Nahrung und der Transport einzelner Substanzen durch die Darmwand in den Körper ungestört stattfinden.

ungsprozeß in die Blutbahn. Im Körper werden sie verstoffwechselt und deponiert oder aber zum Aufbau von körpereigenen Materialien oder bestimmten Botenstoffen eingesetzt. Vielleicht werden sie aber auch einfach als Energielieferanten verbrannt, d.h. sie versorgen unseren Körper mit freier Energie, die er für seine Funktionen einsetzen kann. Weil die Dünndarmzellen die zerlegten Nahrungsbestandteile ins Körperinnere einschleusen müssen, haben sie eine besonders große Oberfläche. Zum Darmlumen, also dem Darminnenraum hin, ist die Oberfläche durch den sogenannten Bürsten- oder Mikrovillisaum speziell vergrößert. Die Darmwand bildet sogenannte Darmzotten. Diese stülpen sich ins Darminnere hinein und bilden so kleine Taschen und Höhlen, in denen Verdauung und Nahrungsaufnahme ungestört stattfinden können.

Doch zunächst muß die Nahrung entsprechend zerlegt werden. Zahlreiche Verdauungssäfte und Enzyme sind notwendig, um die Nahrungsbestandteile in die entsprechende Form zu überführen. Teils werden diese im Dünndarm produziert, teils von außen zugeführt. Sowohl der Pankreas, auch Bauchspeicheldrüse genannt, als auch der Gallengang münden in den Dünndarm (vgl. *Abbildung 3*). Die Bauchspeicheldrüse produziert ein ganzes Potpourri von Verdauungsstoffen und Enzymen. Einer dieser Verdauungsstoffe ist Natron, also chemisch gesehen Natriumbicarbonat, was wiederum nichts anderes ist als das Treibmittel im Backpulver. Dieses Salz reagiert basisch und neutralisiert somit die im Speisebrei enthaltene Salzsäure aus dem Magen. Die Enzyme Lipase (Fettabbau), Amylase (Stärkeabbau) und Trypsin (Protease) (Eiweißabbau) sind wohl die wichtigsten Verdauungsenzyme überhaupt. Lipase spaltet Fette, also Lipide, in ihre Bausteine Glycerin und Fettsäuren. Amylase zersetzt die Stärke in kleine Zuckerbausteine (Glucose). Trypsin zerlegt Eiweiße zu Aminosäuren, das sind stickstoffhaltige Karbonsäuren. Die Namen der Enzyme geben häufig in ihrem Namen den Stoff oder die Substanz an, die sie spalten, die Endung „ase" verrät, daß es sich um ein Enzym handelt.

Einige Enzyme benötigen für ihre Aufgabe Helfermoleküle, die sogenannten Cofaktoren oder Coenzyme. Viele dieser Coenzyme enthalten Vitamine, deshalb kann ein Vitaminmangel zu schweren Stoffwechselstörungen führen. Wiederum andere Enzyme benötigen für ihre Arbeit Metallionen wie zum Beispiel Zink, Magnesium, Eisen, Mangan, Kalium, Natrium oder Calcium – Stoffe also, die Mineralien enthalten. Hier zeigt sich die Bedeutung von Mineralien und Spurenelementen für den Stoffwechsel. Eine ausgewogene Ernährung kommt somit der Funktion der Enzyme zugute.

Bestimmte Speisen fördern zudem die Produktion der Verdauungssäfte. So sind Suppen sogenannte Säurelocker, bittere Speisen oder Schnäpse regen den Fluß der Verdauungssäfte, zum Beispiel des Speichels oder der Galle, an. Ananas und Melone besitzen sogar selber verdauungsfördernde Enzyme. Die Speisenabfolge einer mehrgängigen Mahlzeit hat sich also keineswegs zufällig entwickelt, sondern ist hervorragend an die Verdauungstätigkeit angepaßt.

Fettlöser Galle

Ein weiteres wichtiges Verdauungssekret ist die Gallenflüssigkeit. Sie enthält die Gallensäuren, die bei der Fettverdauung helfen. Galle ist eine Flüssigkeit, die zwar in der Gallenblase gespeichert, aber in der Leber produziert wird. Deshalb enthält sie auch Abbauprodukte wie den orangenen Farbstoff Bilirubin, der aus dem roten Blutfarbstoff Haemoglobin entsteht. Von der Gallenblase aus erreicht das fettlösende Verdauungssekret den Dünndarm.
Das wohl häufigste Gallenproblem sind Gallensteine, z. B. Cholesterinsteine, die oftmals zu schmerzhaften Koliken führen. Eine Behandlungsmethode ist die Operation. Umgangssprachlich heißt es: Jemandem wird „die Galle herausgenommen". Dabei handelt es sich immer um die Gallenblase. Die Gallenflüssigkeit wird auch nach der Operation weiter produziert, doch kann sie der Organismus des Operierten nicht mehr vorrätig halten. Bei stark fettigen Speisen besteht daher die Gefahr, daß die verfügbare Gallenmenge zu gering ist und Verdauungsprobleme auftreten. Mit bitteren Geschmacksstoffen wie in Leber-Galle-Tees oder Verdauungsschnäpsen läßt sich die Gallenproduktion fördern.

Entgiftet und hilft: Die Leber

Auch wenn wir uns in erster Linie mit dem Darm beschäftigen wollen, müssen wir an dieser Stelle einige Worte über die Leber einfügen. Sie ist in ihrer Organentwicklung gar nicht so weit vom Darm entfernt, denn sowohl Darm als auch Leber entstehen im Embryo aus dem gleichen Gewebe. Außerdem arbeiten beide Organe quasi Hand in Hand: Sie sind eng über ein eigenes Blutkreislaufsystem, das sogenannte Pfortadersystem, miteinander verbunden. Die Pfortader transportiert die verdauten und aufgenommenen Nahrungsbestandteile aus der Darmwand zur Leber. Umgekehrt können über das Pfortadersystem nicht benötigte Stoffe über die Niere zur Ausscheidung geschwemmt werden.
Auch wenn im Darm eine detaillierte Aufspaltung der Nährstoffe stattfindet, sind deshalb längst nicht alle resorbierten Stoffe für den Körper geeignet. Einiges muß entgiftet, anderes wieder ausgeschieden werden. Leider nehmen wir diese Giftstoffe keineswegs immer unbewußt auf, sondern konsumieren

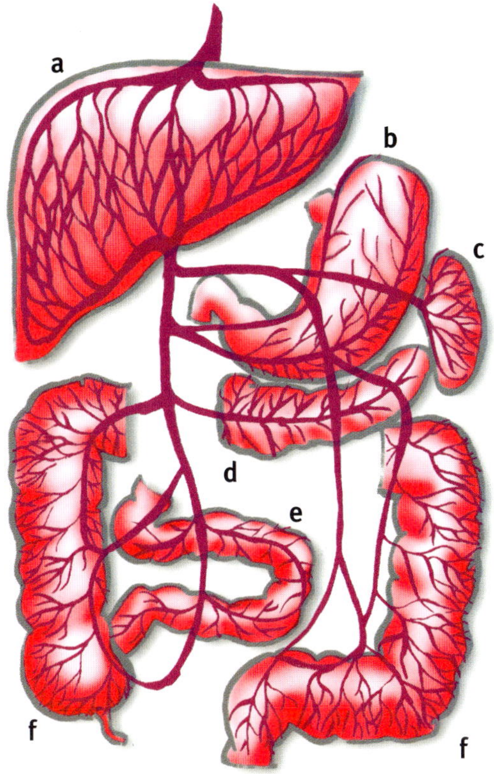

Abb. 7: Das Pfortadersystem verbindet die Leber mit dem Darm, so daß diese Organe quasi Hand in Hand arbeiten können (a = Leber, b = Magen, c = Milz, d = Bauchspeicheldrüse, e = Dünndarm, f = Dickdarm).

sie oftmals gegen besseres Wissen. So ist der Alkohol wohl der Hauptfeind unserer Leber. Im Extremfall führt er sogar zur „Säuferleber", was nichts anderes ist als eine völlige Zerstörung des Organs. Diese als Leberzirrhose bezeichnete Krankheit ist ab einem

bestimmten Punkt nicht mehr heilbar und führt dann unweigerlich zum Tod. Natürlich ist gegen ein Glas Bier oder Wein nichts einzuwenden, damit wird unsere Leber noch mit Leichtigkeit fertig – sie wird sogar trainiert –, doch wir sollten uns immer klarmachen, daß wir unserem Körper mit größeren Alkoholmengen Probleme bereiten. In diesem Zusammenhang müssen auch die oft viel zu leichtfertig eingenommenen Medikamente genannt werden, die ebenfalls zu chronischen Leberschäden führen können. Daß wir dies meist erst viel zu spät bemerken, liegt daran, daß die Leber über lange Zeit auch sehr große Giftmengen bewältigen kann. Wenn dann die ersten starken Beschwerden auftreten, ist der Schaden meist schon ziemlich groß.
Übrigens behebt die Leber auch die Probleme, die bei Menschen mit starker Verstopfung auftreten, sie entgiftet nämlich Fäulnis- und unerwünschte Abbauprodukte im Dickdarm.

Doch kommen wir zu den ungiftigen Verdauungsprodukten zurück. Die Leber ist deren erste Nutzerin. Sie legt sich einen kleinen Vorrat an Glykogen an. Dieses verzweigte Kohlenhydrat ist aus Glucosebausteinen zusammengesetzt und entspricht der Stärke bei den Pflanzen. Wie diese ist auch Glykogen ein Energie-Speicherstoff auf Zuckerbasis, der schnell mobilisiert werden kann. Glykogen bildet den leicht zugänglichen Energiespeicher, so daß die Fettreserven im Körper nicht bei jedem kurzfristigen Energiebedarf angegriffen werden müssen. Während der Nachtruhe bezieht unser Körper seine Energie in erster Linie auf diesem Weg. Auch bei Fastenkuren „räumen" wir zunächst die Glykogenvorräte der Leber leer. Dann erst geht es an die anderen Energiereserven des Körpers.
Beim Abbau der Fette und Eiweiße entstehen nun Ketonverbindungen, die sonst nicht auftreten würden. Diese aldehydähnlichen Verbindungen haben einen formaldehydartigen Geruch. Bei Menschen, die sich einer strengen Abmagerungsdiät unterziehen, können wir deshalb oft einen speziellen Körpergeruch wahrnehmen.

Stark im Nehmen: Der Dickdarm

Nachdem Dünndarm und Leber quasi die Spreu vom Weizen, also die verdaulichen und verwertbaren Stoffe von den unverwertbaren oder giftigen getrennt haben, müssen letztere nun wieder ausgeschieden werden. Im Dickdarm werden diese Stoffe als Kot gepackt und gespeichert. In diesem, verglichen mit dem Dünndarm dickeren, aber auch kürzeren Darm, kann sich die Stuhlmenge von 1–3 Tagen befinden. Ähnlich wie der Dünndarm gliedert sich auch der Dickdarm in mehrere Abschnitte. Direkt an den Dünndarm schließt sich zunächst der Blinddarm (Caecum) an. Da seine Mündung in den Dünndarm seitlich liegt, endet der

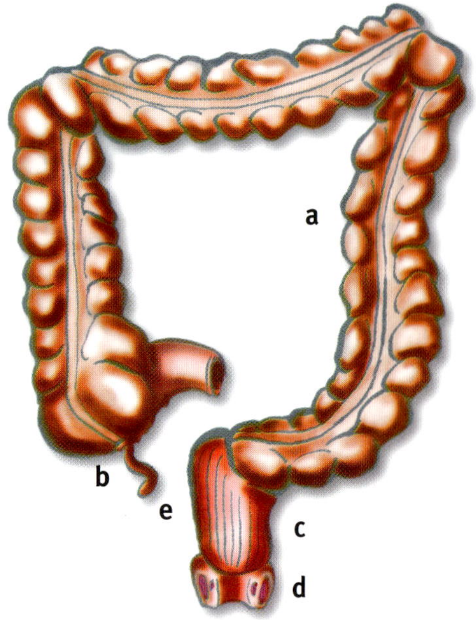

Abb. 8: Im Dickdarm (a) entsteht aus dem restlichen Nahrungsbrei des Dünndarms der relativ feste Stuhl. Zum Dickdarm gehören auch Blinddarm (b) mit Wurmfortsatz (e), Mastdarm (Rektum) (c) und Anus (d).

Dickdarm an seinem Beginn blind. Übrigens entzündet sich bei der gefürchteten Blinddarmentzündung keineswegs der Blinddarm selber, sondern der kleine, an ihm hängende Wurmfortsatz. Diesem konnte lange Zeit keine Funktion zugeordnet werden. Heute wissen die Experten, daß dieser Darmabschnitt zum Immunsystem gehört. Hier befinden sich ganze Zellverbände von weißen Blutkörperchen, sogenannte Lymphfollikel, die bei der Immunabwehr eine wichtige Rolle spielen (vgl. *Seite 6*). Allerdings erfüllen

sie sicher nur eine ergänzende Rolle, da bisher keine auffälligen Störungen des Immunsystems nach einer sogenannten „Blinddarmoperation" beobachtet wurden.
An den Blinddarm schließt sich der über der rechten Bauchseite aufsteigende Enddarm (Colon ascendens) an. Er macht unter der Leber eine Kurve und zieht als Querdarm über den Bauch unter die Milz. Er krümmt sich dann S-förmig abwärts, was diesem Dickdarmteil auch den Namen S-Darm eingebracht hat. Hier mündet er in den geraden Mastdarm (Rektum).
Im Dickdarm entsteht aus dem restlichen Nahrungsbrei des Dünndarms der relativ feste Stuhl. Zum einen wird dem Darminhalt Wasser entzogen und ins Körperinnere geleitet. Zum anderen wird der Kot hier in die geschmeidige, weiche Konsistenz gebracht, um dann zum geeigneten Zeitpunkt zusammenhängend ausgeschieden werden zu können.

Darm oder Niere – wo geht's lang?

Im Darm und natürlich im Kot befinden sich bis auf die Gallenrückstände ausschließlich Speisereste, die die Darmwand nicht passieren konnten. Obwohl auch diese Stoffe durch den Verdauungsprozeß stark verändert wurden, sind sie nicht ins Körperinnere gelangt, sondern im Darmlumen, also in der „Außenwelt" geblieben. Zur gleichen Zeit haben natürlich viele andere Stoffe die Zellen in der Darmwand passiert. Im Dünndarm geschieht dies sowohl durch aktive als auch passive Vorgänge, im Dickdarm hingegen fast ausschließlich passiv.

Alle diejenigen Stoffe, die ins Körperinnere gelangen, werden später nicht mehr über den Darm, sondern über die Niere ausgeschieden. Zunächst verstoffwechselt unser Körper diese Verbindungen, er bezieht Energie oder lebensnotwendige Körperbausteine daraus. Bei solchen Stoffwechselvorgängen entstehen immer wieder Produkte, die der Körper nicht verwerten kann, zum Beispiel ein Übermaß an Stickstoffverbindungen. Diese werden über das Lymph- oder Blutsystem der Niere zugeführt. Dort wird der stickstoffhaltige Harn gefiltert, konzentriert und kann dann über die Harnblase und die Harnleiter ausgeschieden werden.

Unsere Mitbewohner im Dickdarm

Während im Dünndarm relativ wenige Bakterien anzutreffen sind, ist der Dickdarm dicht mit Mikroorganismen besiedelt. Diese Bakterien sind in der

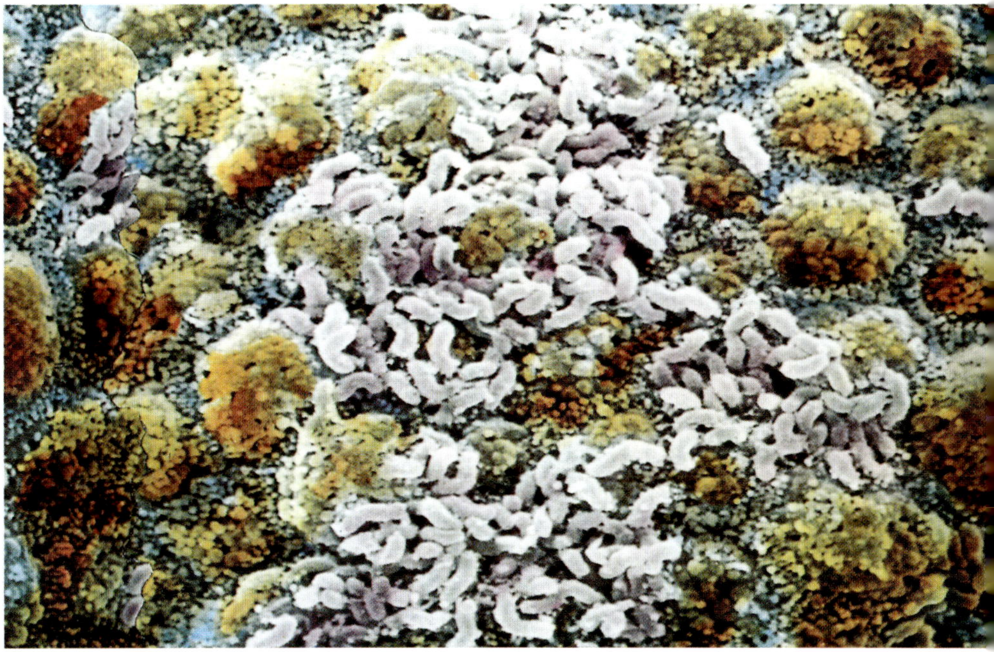

Abb. 9: Der Dickdarm beherbergt eine große Anzahl von Bakterien, die für die Verdauung sehr wichtig sind (elektronenmikroskopische Aufnahme).

Regel keine Krankheitskeime. Sie verdauen und vergären die für uns unverwertbaren Nahrungsreste und gewinnen aus diesen ihre Energie. Sie sind übrigens auch für die Entstehung der Gase im Darm verantwortlich, der Mensch könnte ohne sie nämlich keinen Pup produzieren.

Bereits bei unserer Geburt bekommen wir den ersten Kontakt zu den Vaginalbakterien unserer Mutter. Wird der Säugling danach ausschließlich über Muttermilch ernährt, so befinden sich in seinem Darm fast nur sogenannte Bifidobakterien. Diese Organismen haben ihren Namen erhalten, da sie sich zu Gabeln (lat. Bifidus = zweimal) verzweigen. Diese besondere Darmflora sorgt dafür, daß der Säugling nur goldgelbe, leicht säuerlich riechende Häufchen produziert. Kaum hat er das erste Mal Kuhmilch oder andere Speisen genossen, wird sich seine Darmflora verändern. Nach wenigen Wochen wird diese nicht mehr von der eines erwachsenen Menschen zu unterscheiden sein.
Die wohl bekannteste Darmbakterie ist *Escherichia coli*. Sie ist keineswegs unser häufigster Darmbewohner, ihr Anteil liegt bei ca. 0,1 %, aber sie ist wohl die am besten untersuchte Bakterie überhaupt. Die Wissenschaftler haben sie, nicht zuletzt weil sie sich leicht in Kultur züchten läßt, zu ihrem Lieblings-Versuchs- oder Modellorganismus erklärt. Heute ist der gesamte Erbschatz von *Escherichia coli* entschlüsselt. Als typische Darmbakterie dient sie aber auch

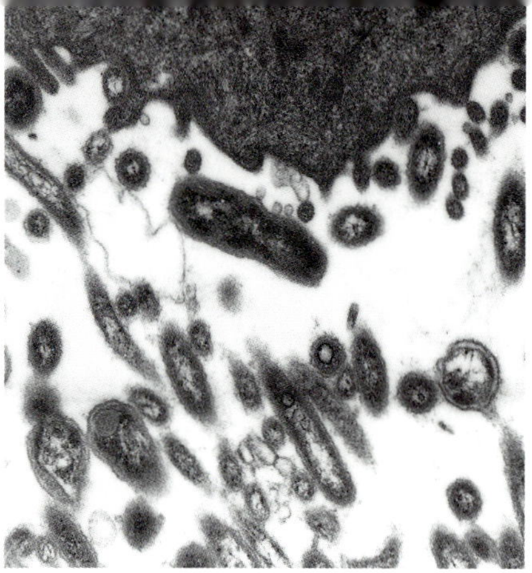

Abb. 10: Elektronenmikroskopische Aufnahme von Escherichia-coli-Bakterien im Darm.

als Indikator, also als Nachweis für Abwasserverschmutzungen. So dürfen 200 ml (ein Wasserglas) Trinkwasser nicht mehr als eine *Escherichia-coli*-Bakterie enthalten.
Übrigens sind Colibakterien, auch wenn sie unseren Darm bewohnen, keineswegs so harmlos, wie man zunächst annehmen könnte. Wir hatten gehört, daß das Darmlumen ein Stück Außenwelt in unserem Körper ist. Wenn *Escherichia coli* nun von dieser Außenwelt in unseren Körper hineingelangt, dies passiert beispielsweise bei Blinddarmdurchbrüchen, kommt es zu schweren Infektionen, die unbehandelt fast immer zum Tod führen.

Weitere typische Darmbewohner sind Bakterien der Gattung *Enterobacter* und *Bacteroides* sowie der agile *Proteus vulgaris*. Insgesamt können wir bis zu 500 verschiedene Bakterienarten und -stämme in unserem Darm beherbergen. Während diese Mikroorganismen von unseren nicht verwertbaren Verdauungsresten leben, ist der Nutzen, den wir durch sie erfahren, auf den ersten Blick schwer erkennbar. Ihre Funktion besteht darin, daß sie einen für Kleinstlebewesen wichtigen und attraktiven Lebensraum mengenmäßig besetzen und somit Krankheitserregern keinen Platz und auch kaum Nahrung übriglassen. Allein dadurch halten sie viele für den Menschen unverträgliche Erreger fern.

Fremde Darmbewohner in fernen Ländern

Die Urlaubsreise ins Ausland beginnen viele Menschen zunächst einmal mit Durchfall. Dieser Durchfall kann in Einzelfällen tatsächlich durch Krankheitskeime verursacht worden sein, in der Regel wird er jedoch durch eine leicht veränderte Bakterienflora hervorgerufen. Von unseren Darmbewohnern gibt es nämlich verschiedene Typen oder Stämme. Streng genommen verfügt sogar jeder Mensch über seine „individuellen" Mikroorganismen. Mitglieder einer Familie, die die gleiche Toilette und Badewanne benutzen, haben sich aneinander angeglichen. Beim Urlaub in fernen Ländern können die Unterschiede besonders groß sein. *Escherichia coli* oder *Lactobacillus gasseri* gibt es zwar in Afrika genauso wie bei uns, doch sie gehören unterschiedlichen Stämmen an und unterscheiden sich in einigen Eigenschaften.

Diese Eigenschaften sind weder für unseren Darm noch für uns gefährlich, aber sie sind gewöhnungsbedürftig. Bis diese Gewöhnung stattgefunden hat, reagiert unser Darm unter Umständen mit Durchfall. Schützen können wir uns vor diesen Keimen nicht. Sie gehören zum Leben, nur unter sterilen Bedingungen könnten wir ihnen entgehen.

Wenn Vegetarier kein Fleisch mehr vertragen

Die individuelle Darmflora eines Menschen wird sehr stark durch seine Ernährung beeinflußt. Nicht nur die Menschen, auch Bakterien richten sich auf die regionale Landeskost, aber auch auf die täglichen Ernährungsgewohnheiten ein. Sie spezialisieren sich auf die besonders häufig anfallenden Schlackenstoffe. Andere Stoffwechselendprodukte können dann nicht mehr so einfach von den Bakterien verdaut werden. Bei einseitiger Kost kann schließlich sogar ein ganz alltägliches Lebensmittel zu Unverträglichkeiten führen. So kann einem Vegetarier rein physiologisch nach dem Verzehr von Fleisch schlecht werden, da für ihn und seine Darmbakterien Fleisch eine ungewohnte Kost darstellt. Nach einer kurzen Gewöhnungszeit wird allerdings auch Fleisch dann wieder ohne Probleme vertragen, sprich „verdaut".

Probleme mit der Bakterienflora

Nach extrem starken Durchfällen kann unsere Darmflora geschädigt sein. Die ständigen wäßrigen Stühle haben dann nämlich einen Großteil der Bakterien hinausbefördert. Der ohnehin gereizte Darm ist nun doppelt betroffen: Unverdauliche Nahrungsstoffe können nicht verwertet werden und der Kot erhält nicht die gewünschte Festigkeit. Zwar regeneriert sich die Darmflora von alleine wieder, doch dieser Prozeß dauert einige Wochen. Aus diesem Grund bieten mehrere Hersteller gefriergetrocknete Darmbakterien in Kapseln an. Diese Präparate müssen im Kühlschrank aufbewahrt werden und sind nur begrenzt haltbar. Die Mittel sind in der Apotheke zum Teil ohne Rezept unter den Handelsnamen Omniflora, Paidoflor und Mutaflor erhältlich. Omniflora und Paidoflor enthalten Milchsäurebakterien, einige extrem harmlose Vertreter der Darmflora. Andere Mittel werden von den Experten recht unterschiedlich bewertet. Da die Bakterien noch leben, sehen einige Wissenschaftler die Gefahr, daß die Keime nicht nur in die geschützte „Außenwelt" des Darmes gelangen, sondern auch im Körperinneren Infektionen hervorrufen könnten.

Der Mensch ist kein Kloakentier

Für uns Menschen erscheint es selbstverständlich, daß wir einen After haben, aus dem normalerweise wirklich nur feste Stoffe ausgeschieden werden. Wir verfügen zusätzlich über eine separate Harn- und Geschlechtsöffnung. Bei den meisten Tieren ist dies jedoch ganz anders. Obwohl fast alle tierischen Lebewesen einen Darm besitzen, haben sie dennoch keinen After, sondern eine sogenannte Kloake. In diese Kloake münden sowohl der Darm als auch der Harnleiter und die Geschlechtsöffnung. Erst bei den Säugetieren, die ja lebende Junge gebären, besteht eine Trennung. Der Ausdruck Kloake für Orte, an denen menschliche Abwässer, also auch Kot und Urin, zusammenkommen, spiegelt diesen zoologischen Sachverhalt wider.

Der After

Bei unserer „Verdauungsreise durch den Darm" sind wir immer noch nicht draußen angelangt. Der Kot befindet sich jetzt im Mastdarm, dessen ampullenartige Erweiterung ein letztes Reservoir für die Exkremente ist. Zwei äußerst kräftige Schließmuskeln im After garantieren beim gesunden Menschen, daß wirklich nur zum gewollten Zeitpunkt Stuhl austritt. Der innere der beiden Muskeln kann willentlich nicht beeinflußt werden, während der äußere Schließmuskel unserem Willen gehorcht. Schwellkörper am After dichten unseren Ausgang noch einmal besonders gut ab. In diesen blutgefüllten Gewebekissen entwickeln sich bei vielen Menschen Venenknoten, die zu den gefürchteten Hämorrhoidalleiden führen. Die Venenknoten erweitern sich dabei zunehmend und rutschen bei schwerem Krankheitsverlauf sogar aus dem After heraus. In diesem Fall müssen sie vom Betroffenen nach dem Toilettengang wieder in den Darm hineingeschoben werden. Da die Haut über den Blutgefäßen mit deren zunehmender Veränderung besonders dünn wird, wird sie nun durch den austretenden Kot leicht verletzt. Das führt zu den Blutungen, die häufig das Analleiden begleiten, und die meist als blutige Spuren auf dem Toilettenpapier wahrgenommen werden (vgl. *Seite 23 f.*).

Zarter Ausgang

Nach außen hin wird der Übergang vom Darm zu der normalen Körperhaut durch das sogenannte Anoderm begrenzt. Diese Übergangszone ist extrem empfindlich. Menschen, die an starken Hämorrhoiden oder an einer Analfissur leiden, gehen oft tagelang nicht zur Toilette. Sie unterdrücken ihren Drang, weil ihnen das Stuhlabsetzen extreme Schmerzen bereitet. Um den empfindlichen After in seiner Funktion zu erhalten und zu unterstützen, ist eine intensive Pflege dieser Region vonnöten. Dies mag manchen erstaunen, der es vielleicht „unten herum" nicht so genau nimmt. Bedenken Sie, wieviel Zeit Sie im Idealfall für die Pflege Ihres Mundes aufbringen. Schenken Sie auch der anderen Mündungsseite Ihres Darms ausreichend Pflege. Juckreiz und Entzündungen werden bei einer guten Behandlung gar nicht erst auftreten. Mit unseren „Analrezepten" im Therapieteil des Buches wollen wir Ihr Wohlbefinden auch in dieser Körperregion unterstützen, möchten aber bereits hier beklagen, daß aus modernen Badezimmern das Bidet verschwunden ist.

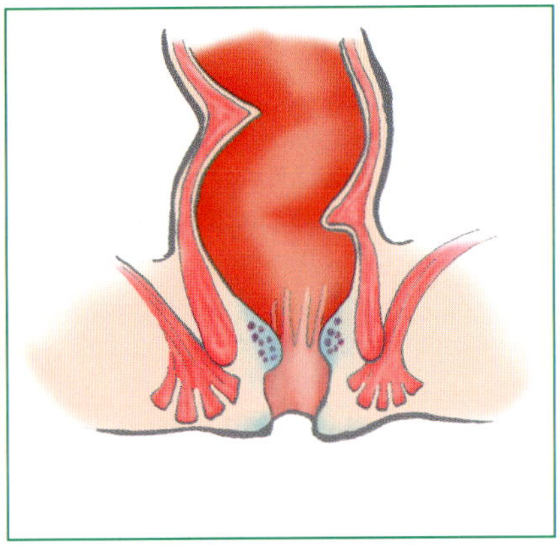

Abb. 11a: Zwei äußerst kräftige Schließmuskeln im After garantieren beim gesunden Menschen, daß wirklich nur zum gewollten Zeitpunkt Stuhl austritt.

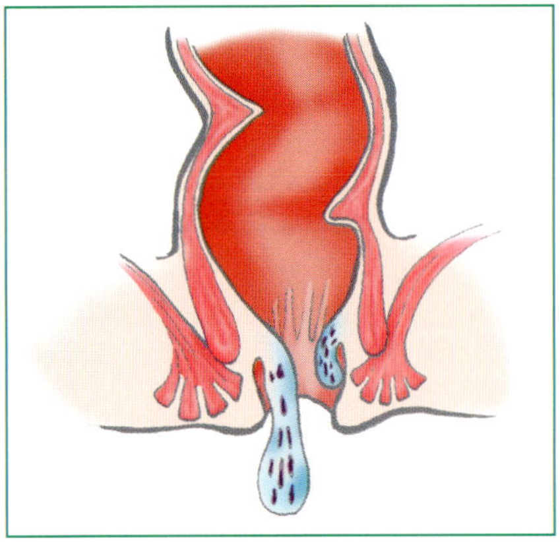

Abb. 11b: Schwellkörper am After dichten den Ausgang nach außen besonders gut ab. In diesem blutgefüllten Gewebekissen können sich Venenknoten entwickeln, die zu den gefürchteten Hämorrhoiden führen.

Früher wurde es nicht nur zur fraulichen Intimpflege genutzt, sondern vor allem, um den Po nach dem Gang zu reinigen. Das Toilettenpapier hat das Bidet bedauerlicherweise fast überall in der Welt verdrängt – selbst in Frankreich, wo es administrativ in Badezimmern vorgeschrieben war. Mit dem Bidet würden wesentlich weniger Menschen an Hämorrhoiden und Afterproblemen leiden. Deshalb hier einige Vorschläge im voraus:

Richtige Po-Reinigung

Viele Probleme, die sich im Analbereich einstellen, sind durch ausreichende Pflege in den Griff zu bekommen. Gerade nach dem Gang zur Toilette können sich in den Hautfalten rund um den Anus Kotreste festsetzen. Aus diesem Grund sollten Sie nach dem Stuhlabsetzen immer den Analbereich gründlich säubern, denn aggressive Kotreste im Bereich des Schließmuskels sind Hauptursache für Hämorrhoiden und vielerlei Entzündungen, vor allem weil in dieser Region die schützende Schleimhaut fehlt und der harte Kot Mikroverletzungen erzeugen kann. Für Menschen, die davon betroffen sind, sollte das herkömmliche Toilettenpapier auf keinen Fall das einzige Mittel der Wahl sein, es kann bestenfalls dafür verwendet werden, erste Stuhlreste wegzuwischen. Feuchtpapiere sind zwar etwas besser geeignet, aber in jedem Fall ist das richtige Waschen des Analbereichs mit Wasser und einer milden Waschcreme mit sanft desinfi-

zierenden und heilenden Eigenschaften vorzuziehen (vgl. *Seite 71 ff.*).
Wir als Autoren brauchen jetzt keine Propheten zu sein, um Ihre Fragen zu erahnen! „Wie soll ich das denn bewerkstelligen? Das geht doch gar nicht mit dem Waschen nach jedem großen Geschäft, und Bidets gibt's ja nicht mehr, und – abgesehen von zu Hause – auf welcher Toilette steht eine Badewanne oder eine Dusche zur Verfügung? Außerdem, wer kann sich soviel Zeit für das große Geschäft reservieren?"

Wo ein Wille ist, da findet sich meist auch ein Weg und, glauben Sie mir, die Mühe lohnt sich, ich sage das nämlich aus eigener Erfahrung. Noch vor Jahren habe ich, Jean Pütz, diesbezüglich erhebliche Probleme gehabt. Hämorrhoidenschmerzen, Blut am Stuhl und nichts hat geholfen. Weder eine Salbe, die mir mein Arzt verschrieben hatte – XY-proct, die sogar Cortison enthält –, noch sehr sorgfältige Säuberung mit weichem oder gar nassem Toilettenpapier, auch ein kleiner operativer Eingriff nicht. Alles vergebens. Solchermaßen geschädigt, besann ich mich der Tugenden unserer Vorfahren. Da war die Naßreinigung üblich, diese kombinierte ich mit meinen Kenntnissen, was das Anrühren von sanften Waschcremes anbelangt. Nähere Informationen dazu finden Sie in dem Hobbythekbuch „Cremes und sanfte Seifen". Dies war eine wichtige Voraussetzung, aber noch viel wichtiger war, daß ich mich der Mühe unterzog, den Po unter fließendem Wasser zu reinigen. Hier die Methode, die mir half, des Leidens auch ohne harte Medikamente und chirurgische Eingriffe Herr zu werden:
Zunächst einmal reinige ich wie üblich den Po mit Toilettenpapier, aber nur oberflächlich. Dann gehe ich ans Handwaschbecken, lehne mich rückwärts an, entnehme etwas von der Analwaschcreme aus dem Seifenspender, feuchte die Hand unter dem fließenden Wasser an und wasche den Analbereich. Kleinere Menschen reichen mit ihrem Po oft nicht an das Waschbecken heran. Ihnen sei eine kleine Fußbank empfohlen. Bei einem stabilen Spülstein können Sie sich sogar auf den Beckenrand setzen, allerdings übernimmt die Hobbythek hier keine Regreßansprüche, falls der Spülstein die Belastung nicht aushalten sollte. Beim Waschen ist es nützlich, wenn Sie im zweiten Anlauf auf den Zeige- oder Mittelfinger zusätzlich etwas Waschcreme geben und vorsichtig um und in den Anus einführen, so daß auch dortige Kotreste herausbefördert werden. Das geht ohne Probleme, weil die Waschcreme sehr gut schmiert. Achten Sie darauf, daß Ihre Nägel nicht zu lang sind, denn sonst könnten Sie möglicherweise die empfindliche Afterhaut verletzen. Zum Schluß wasche ich dann noch einmal mit klarem Wasser nach und trockne mich sorgfältig ab.

Ich habe das deswegen so ausführlich erklärt, weil ich weiß, daß die Tücke im Detail steckt, und ich davon überzeugt bin, daß die meisten Hämorrhoidalleiden auf diese Weise beseitigt werden könnten. Natürlich geht das nicht auf öffentlichen oder Gaststättentoiletten, aber Sie sollten, wenn Sie nach Hause kommen, die entsprechende Reinigung nachholen.

Wurst, Haufen und Pup: Betrachtungen zu einem undelikaten Thema

Näheres zum „Stuhl"

Die Verdauung, das haben wir nun schon an vielen Stellen gesehen, ist kein öffentliches Thema. Selbst da, wo es dringend nötig wäre, nämlich beim Arzt, wird zu diesem Thema oft schamvoll geschwiegen. Wir wollen in diesem Buch den Mantel des Schweigens lüften und uns unter anderem der undelikaten Seite des Themas widmen. Beginnen wir mit der Frage: Woraus setzt sich eigentlich der Stuhl zusammen?
Menschenkot besteht aus den nicht verdaubaren Nahrungsbestandteilen und Stoffwechselendprodukten. Darüber hinaus sind die Darmbakterien stark formgebend. Experten schätzen, daß sie ein Drittel des Stuhlgewichts ausmachen. In einem Gramm Kot befinden

sich eine Billion (!) Bakterien, das sind 20mal so viele Organismen wie Menschen auf unserem Erdball. Außerdem scheiden wir, nicht nur bei Durchfall, auch etwas Flüssigkeit mit unserem Kot aus. Diese sorgt für eine angenehm weiche Konsistenz. Aus diesem Grund ist es für einen guten Stuhlgang oberstes Gebot, viel zu trinken. Weiterhin enthält der Kot Quellstoffe und wasserlösliche Ballaststoffe. Sie binden weiteres Wasser im Kot, machen ihn geschmeidig und lassen ihn quellen. Die Darmschleimhaut überzieht den Stuhl mit einer dünnen, glänzenden Schleimschicht.

Wurst, Kringel, Haufen, Köttel – was ist ideal?

Der ideale Stuhl ist von gelbbrauner bis dunkelbrauner Farbe, wurstförmig und an den Enden abgerundet. Da er im Darm mit der Schleimhaut in Kontakt stand, besitzt er einen leicht glänzenden, schleimigen Überzug. Die optimale Wurst verschmutzt den After kaum, da sie weder schmierig noch klebrig ist, haftet beim Spülen auch nicht am Toilettenboden fest und sollte im Wasser nicht schwimmen. Gas im Kot kann tatsächlich schwimmenden Stuhlgang hervorrufen. Dies ist allerdings nicht gefährlich und tritt je nach Ernährung hin und wieder auf. Doch selbst die ausgeklügeltste Ernährung kann eine Eigenschaft des Kots nicht ändern: Er stinkt! Zwar empfinden wir in der Regel unseren eigenen Geruch nicht direkt als unangenehm, die Fäkalien unserer lieben Mitmenschen nehmen wir dagegen als Gestank wahr. Vermutlich bevorzugen wir unseren eigenen Geruch deshalb, weil er uns vertraut ist.

Natürlich spiegeln sich im Fäkaliengeruch die genossenen Lebensmittel wider. So verleihen Knoblauch oder viel Fisch dem Stuhl ihre eigene Note. Doch auch Infektionen beeinflussen Konsistenz und Geruch. Ändert sich der persönliche Kotgeruch von heute auf morgen nach extrem widerlich, so ist dies ein Alarmzeichen. Mikropilze können beispielsweise einen hefeartig-ekligen Geruch erzeugen. Auch ein durch Erreger hervorgerufener Durchfall gibt sich oft durch seinen auffallend widerlichen Geruch zu erkennen. Der Grund dafür liegt darin, daß die Nahrung im Dünndarm nicht mehr voll verdaut wird, sondern statt dessen von den Darmbakterien im Dickdarm zersetzt wird. Diese Zersetzungsprodukte nehmen wir dann mit der Nase wahr.
Kehren wir zum Produkt einer gesunden Verdauung zurück. Vielleicht werden einige Menschen von der Schilderung der „Standardwurst" erschreckt sein, da diese mit dem, was sie auf der Toilette produzieren, wenig Ähnlichkeit hat. Je nach Ernährung, Veranlagung, aber auch durch bestimmte Krankheiten kann der Stuhlgang recht unterschiedlich aussehen. So werden zur Verstopfung neigende Menschen in der Regel eher harte, knollige, rundliche Gebilde („Hasenköttel") von sich geben, während Menschen, die zum Durchfall neigen, Stuhl produzieren, der eher in Richtung Haufen geht. Solange keine ernsten Krankheitsursachen dafür verantwortlich sind, ist dies unbedenklich, kann jedoch durch eine gezielte Ernährung und viel Bewegung verbessert werden. Gerade die Bewegung wird hinsichtlich ihrer Bedeutung für den Stuhlgang oft unterschätzt. Sport, aber auch schon bloßes Treppensteigen regen die Darmbewegungen an, die für den Transport des Darminhalts verantwortlich sind. Vielleicht haben Sie selber schon einmal die Erfahrung gemacht, daß Sie nach Bewegungsübungen besonders gut auf die Toilette gehen können. Übrigens, die schlechte Luft in manchen Turnhallen ist auch keineswegs nur auf Schweißabsonderungen zurückzuführen, sondern auch auf „fahrende Winde". Durch die Bewegung gelangt so manche Gasansammlung zum After, wo sie während der Übungen nicht immer zurückgehalten werden kann. Besonders extrem soll dies übrigens in Bauchtanzkursen sein. Die leichten Zitterbewegungen dieser ästhetischen und erotischen Tanzart sorgen immer wieder dafür, daß auch der anmutigsten Tänzerin ein Lüftchen entweicht.

Doch zurück zum Stuhl. Seine Farbe hängt maßgeblich mit unserer Ernährung zusammen. Rote Bete, aber auch stark eisenhaltige Nahrungsmittel (sowie Eisenpräparate) färben den Kot fast schwarz. Tomaten liefern einen ganz leichten Rotton. Ballaststoffe sorgen für eine gekörnte Maserung.

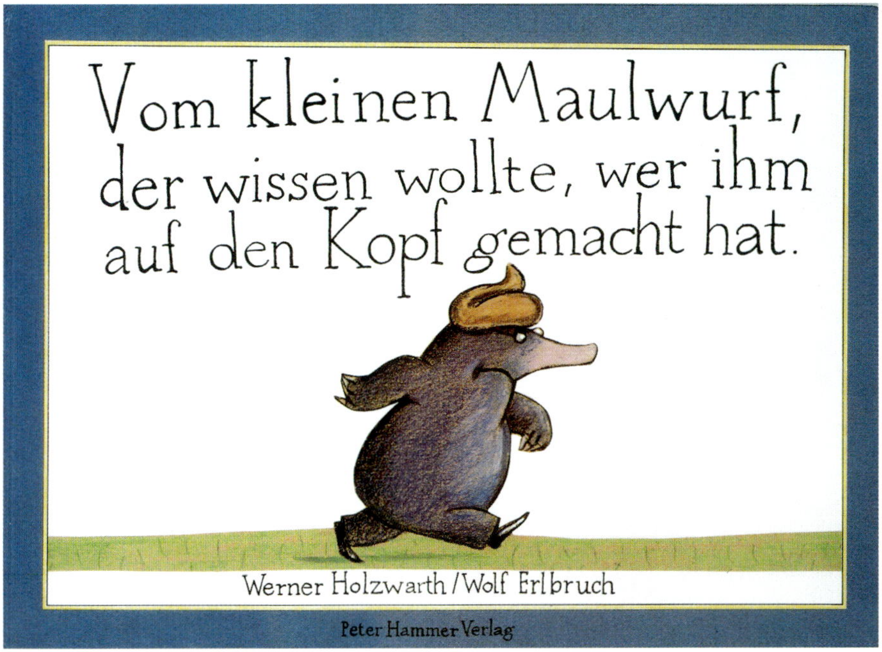

Abb. 12: Kinder haben in der Regel ein starkes Interesse an Ausscheidungsprodukten: Dieses Kinderbuch, das auf sehr nette und unterhaltsame Weise die typischen „Hinterlassenschaften" der verschiedenen Haustiere zeigt, erfreut sich besonderer Beliebtheit.

Wie oft, wieviel?

Menschen sind verschieden, und dies äußert sich auch in ihrer Verdauung. Alle ein bis drei Tage Stuhlgang zu produzieren, ist durchaus normal. Auch wer zwei-, sogar dreimal am Tag die Toilette aufsucht, ist deshalb keineswegs krank. Erst bei noch häufigerem Stuhlgang sprechen die meisten Experten von Durchfall. Umgekehrt gilt die Regel: Wird nach drei Tagen noch kein Stuhl abgesetzt, so dürfte eine Verstopfung vorliegen. Auch für die Stuhlmenge gibt es keine allgemeingültige Zahl. Wir Mitteleuropäer von heute produzieren in der Regel nur noch zwischen 100 und 250 g Kot. Afrikanische Völker, die oft noch sehr naturnah leben und extrem ballaststoffreiche Kost zu sich nehmen, bringen es dagegen auf ein Pfund am Tag. Auch bei uns dürfte die Kotproduktion in der Vergangenheit höher gelegen haben, denn noch vor 100 Jahren war die täglich aufgenommene Ballaststoffmenge 10 bis 20 Mal höher als heute (bis zu 100 g Ballaststoff täglich gegenüber 5–10 g heute). Vermutlich hatten unsere Ahnen deshalb auch viel weniger Verdauungsbeschwerden. Verstopfung ist eine Zivilisationskrankheit, in den armen Ländern auf unserer Welt leidet kaum jemand daran.

Und noch in einem weiteren Punkt unterscheiden wir uns von den Menschen, die weniger kalorienkonzentrierte Nahrungsmittel zu sich nehmen: Sie erledigen ihr Geschäft in der Hocke. In dieser Haltung kann sich der Darm optimal entspannen und somit entleeren. Die Sitzhaltung auf unseren Toiletten ist, von diesem Standpunkt aus gesehen, nicht optimal. Um eine bessere Entspannung zu erzielen, können Sie während des Geschäfts eine Fußbank unter ihre Füße stellen. Damit kommen Sie der kauernden Sitzhaltung etwas näher.

Marmorner Luxus im alten Rom

Bei uns ist der Gang zur Toilette fast ein Tabu. In Gesprächen, Arbeitssituationen und ähnlichem werden sich nur wenige mit den Worten entschuldigen, daß sie nun erst einmal zu einer „privaten Sitzung" aufbrechen, die durchaus etwas Zeit in Anspruch nehmen könnte. Manch einer wird den Stuhlgang aufschieben oder sich sogar ganz verkneifen, mit dem fragwürdigen Erfolg, daß er für diesen Tag vermutlich unterbleibt.

In der Vergangenheit haben die Toilettensitzungen indes keineswegs immer

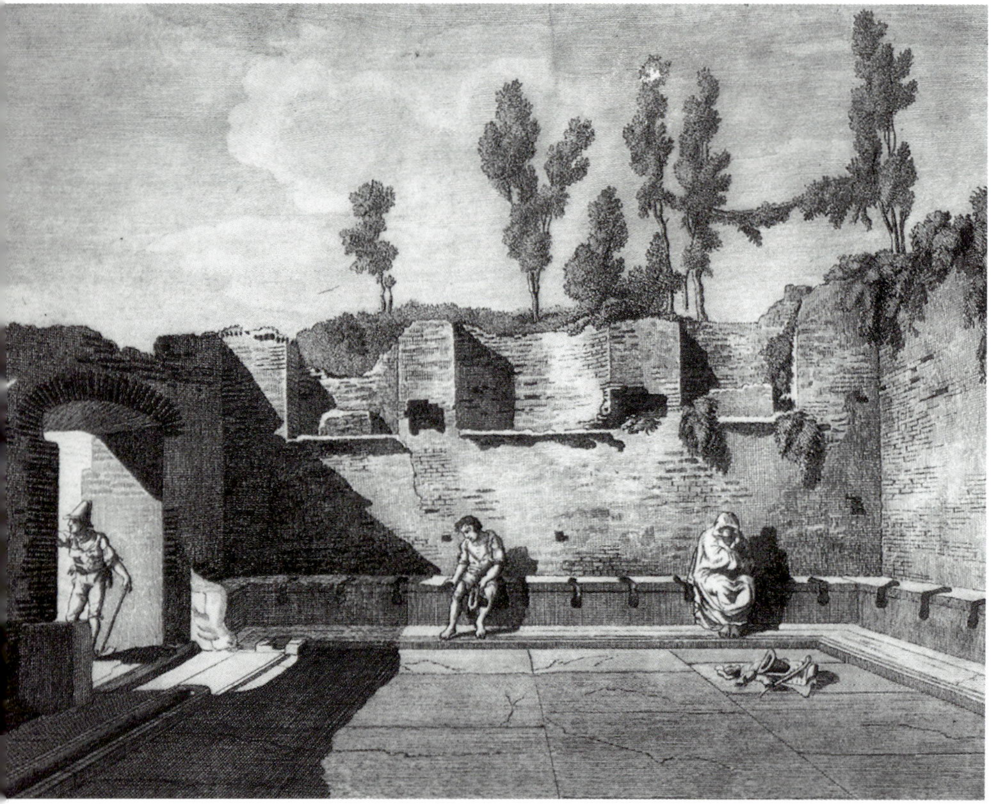

Abb. 13: Früher erledigten die Menschen ihr „Geschäft" in Gesellschaft: Überreste einer alten römischen Latrine bei Pozzuoli in der Provinz Neapel.

im stillen stattgefunden, sondern hatten schon fast den Charakter öffentlicher Amüsements. So gab es bei den alten Römern Bedürfnisanstalten, die die Menschen gerne gegen ein geringes Entgelt aufsuchten. Anders als bei uns gab es dort keine Trennwände zwischen den Sitzgelegenheiten. Man nahm sich Zeit, und die Menschen verließen die Latrine geistig und körperlich entspannt. Die Pracht der Latrinen ist übrigens auch heute noch nicht völlig verlorengegangen. An einigen historischen Ausgrabungsstätten, wie zum Beispiel Pompeji oder Ostia, sind die marmornen Reste immer noch zu bewundern.

Verdauungsprobleme, die keine sind

Viele Menschen, die nur alle zwei bis drei Tage zur Toilette gehen, halten sich für verstopft, obwohl sie keine Beschwerden haben. Sie beobachten sich und ihre Verdauung, verkrampfen und verspannen sich dadurch und halten auf diese Weise den Stuhl tatsächlich zurück. So tritt schließlich eine echte Verstopfung ein, der Teufelskreis schließt sich. Gerade ältere Menschen, die sich zudem oft nur wenig bewegen, neigen dazu, ihre Verdauung genauestens zu beobachten. Dieses Verhalten kann sogar zwanghaften Charakter annehmen, wie Krankenpfleger aus ihrer jahrelangen Berufspraxis immer wieder zu berichten wissen. Manch alter Mensch wird sicher unter echter Verstopfung leiden, doch oft ist es nur die eigene langsame, aber völlig intakte Darmpassage, die einige alte Menschen unnötig beunruhigt.

Wie verhalte ich mich auf der Toilette?

Für Menschen, die Probleme mit dem Stuhlgang haben, hier zusammenfassend sieben goldene Regeln:

1) Essen Sie ballaststoffreiche Kost (vgl. *Seite 75 ff.*).
2) Gewöhnen Sie Ihren Darm an eine bestimmte Entleerungszeit, zum Beispiel morgens nach dem Frühstück.
3) Nehmen Sie sich Zeit und nochmals Zeit. Eine Sitzung darf ruhig 15 Minuten und mehr dauern. Insofern

ist es ein guter Brauch, Zeitungen, Illustrierte oder gar ein Buch in greifbarer Nähe der Toilette liegen zu haben.

4) Entspannen Sie sich. Nutzen Sie das stille Örtchen, um den Alltagsärger loszuwerden. Wer autogenes Training beherrscht, der kommt schneller „zu Potte".
5) Beginnen Sie vorsichtig zu drücken, mit leicht gespanntem Bauch. Besser ist es, länger und dafür nur leicht zu drücken als kräftig und nur kurz. Eventuell stellen Sie, wie oben erwähnt, ein kleines Fußbänkchen vor die Kloschüssel.
6) Wenn der Anfang der Wurst erst mal den Weg nach draußen gefunden hat, drücken Sie nur noch leicht nach – oft geht's dann wie von selbst.
7) Danach nicht länger anstrengen. Der nächste Drang kommt bestimmt.

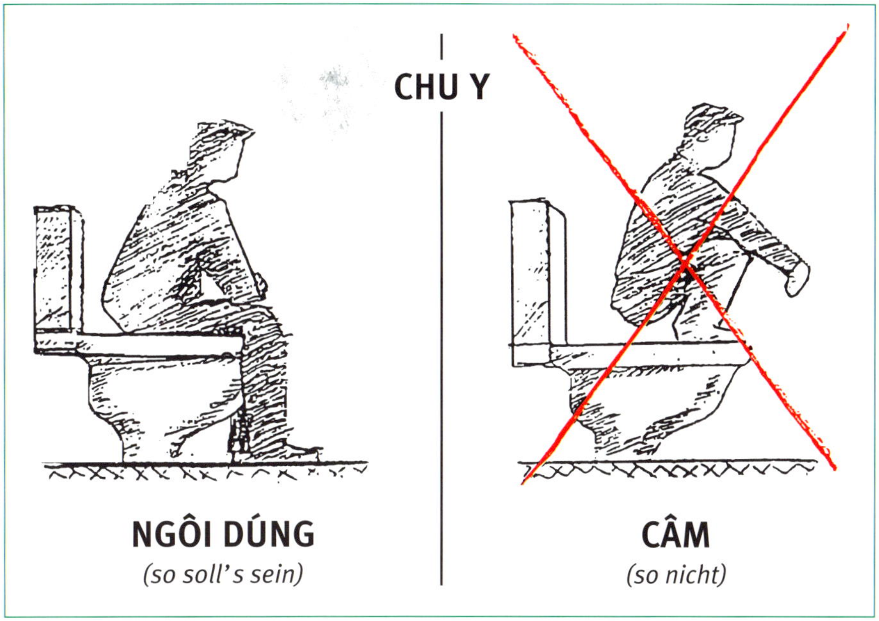

Abb. 14: Ein Hinweisschild zur Toilettenbenutzung; gefunden von Jean Pütz während einer Reportage in Vietnam.

Warnsignale aus der Schüssel

Es gibt genügend ernsthafte Darmerkrankungen, die keineswegs auf die leichte Schulter genommen werden dürfen. Darmkrebs ist heute der am häufigsten vorkommende Krebs. In Deutschland erkranken ca. 50000 Menschen im Jahr allein an Dickdarmkrebs, davon sterben 30000 Menschen. Der Kot kann Hinweise auf gefährliche Darmtumore liefern: Bleistiftdünner Kot ist keineswegs eine individuelle Kuriosität, sondern zeigt immer eine Verengung des Darmlumens durch Darmpolypen oder aber durch Krebstumore. Blut im Stuhl ist ein weiteres Warnsignal. Blut, das dem Kot aufliegt und eine relativ helle Farbe hat, stammt meist aus dem Dickdarm. Zeigt auch das Toilettenpapier noch blutige Spuren, so handelt es sich vermutlich um Hämorrhoiden. Doch Vorsicht, solche Beobachtungen lassen natürlich keine Diagnose zu. In diesen Fällen sollte ein Arzt aufgesucht werden. Lassen Sie sich auf keinen Fall nur mit Hämorrhoidenzäpfchen oder Salbe abspeisen, sondern bestehen Sie auf einer Untersuchung. Auch wenn Ihnen der Arzt versichert, daß es sich bestimmt um Hämorrhoiden handelt, sicher kann er nur nach der Untersuchung sein.

Blut im Stuhl ist allerdings keineswegs immer gut zu erkennen. Stammt das Blut aus dem Dünndarm, so ist es inzwischen braun verfärbt. Außerdem ist das Dünndarmblut recht gleichmäßig im Stuhl verteilt und fällt deshalb als solches gar nicht auf. Erst die Kotuntersuchung im Labor kann hier den Nachweis bringen. Aus diesem Grund ist es sinnvoll, die Vorsorgeuntersuchungen regelmäßig wahrzunehmen, das heißt, lassen Sie zumindest vom 40. Lebensjahr an einmal jährlich eine Stuhlprobe im Labor auf Blut hin untersuchen. Es gibt Tests, die verstecktes Blut im Stuhl anzeigen, zum Beispiel Hämocult. Sie bekommen beim Arzt Testblättchen, auf die Sie den frischen Stuhl auftragen. Es wird dann ins Labor eingesandt, wenige Tage danach liegt das Ergebnis vor.

Der Furz

Salomon der Weise spricht, laute Fürze stinken nicht, aber die leisen, die dreimal um das Arschloch kreisen und dann zur Erde nieder sinken, wahrlich ja, die stinken.

Diese Worte stammen sicherlich nicht vom biblischen Salomon, der hätte sich als König vermutlich gewählter ausgedrückt. Doch die Volksweisheit enthält einen wahren Kern, wie die meisten von uns wohl aus eigener Erfahrung bestätigen können. Je nach Kost entstehen kräftige oder schwache Winde von unterschiedlicher Zusammensetzung. Der Standardfurz besteht aus 65 % Stickstoff, 20 % Wasserstoff, 10 % Kohlendioxyd, 3 % Methan, 2 % Sauerstoff (geruchlose Gase) sowie Schwefelwasserstoff, Mercaptane und Indole (riechende Gase).

Methan und Wasserstoff entstehen beim bakteriellen Abbau von Mehrfachzuckern wie der Raffinose. Mercaptane und Indole, die Stinker unter den Gasen, sind Abbauprodukte der Eiweiße bzw. schwefelhaltiger Aminosäuren. Chemisch sind sie schwefelhaltige Kohlenwasserstoffverbindungen (Faulgas).

Der Anteil an Wasserstoff und Methan kann den Pups zu einem entflammbaren Gasgemisch machen. So lassen sich vermutlich die Anekdoten aus dem Krieg erklären, in denen Soldaten sich in Ermangelung anderer Belustigungen gegenseitig ihre Fürze ansteckten. Diese derben Späße sind keineswegs zur Nachahmung empfohlen, da es hierbei zu Verbrennungen kommen kann. Bei der Behandlung von Darmpolypen hat es sogar schon dramatische Unfälle gegeben, weil die elektrische Schlinge das explosive Gemisch im Darm entzündete und so Verletzungen entstanden.

Darüber, wann und wie oft gepupt wird, gibt es keine zuverlässigen Werte, vermutlich weil die Gasentwicklung von den unterschiedlichen Speisen abhängig ist, die wir zu uns nehmen. Wer in Gesellschaft sicher gehen möchte, daß ihm kein Wind entweicht, der sollte vorher auf blähende Kost wie etwa Hülsenfrüchte oder Zwiebeln verzichten. Mit Martin Luther hält man es dann freilich nicht, denn Luther erwartete bei einem guten Mahl auch Körpergeräusche. *Warum rülpset und furzet Ihr nicht?*, war seine besorgte Frage beim Festschmaus, wenn er befürchtete, das Essen könne nicht recht munden.

In der heutigen Zeit würden sich unsere Tischnachbarn natürlich bedanken, wenn wir ihnen mit unseren Geräuschen und Gerüchen den Genuß des Essens bestätigen wollten. Der Furz gehört genau wie die anderen Ausscheidungen auf die Toilette. Halten Sie jedoch Ihre Blähungen nicht künstlich zurück, das könnte schlimmstenfalls sogar Darmkrämpfe verursachen.

Gegen allzu starke Blähungen helfen eine spezielle Diät und Kräuter (vgl. *Seite 48*).

Zum Abschluß dieses Themas noch etwas zum Schmunzeln: Ein besonders im Ruhrgebiet verbreiteter Kinderreim, der lautet:

Der Papa furzt, die Kinder lachen, so kann man auch mit kleinen Sachen andern Leuten Freude machen.

Und ein Witz aus Luxemburg: Die Dame eines vornehmen Hauses war bekannt dafür, daß sie des öfteren unwillkürlich furzen mußte. Da sie aber eine sehr vornehme Gesellschaft erwartete, wollte sie sich ein Alibi verschaffen. Sie machte ihrer Dienstmagd zur Auflage, wenn ihr dieses Mißgeschick geschehen würde, dieses doch auf sich zu nehmen und sich entsprechend vor der Gesellschaft zu entschuldigen. Es kam, wie es kommen mußte. Der vornehmen Hausdame entwichen deutlich hörbar einige Winde. Das Dienstmädchen reagierte prompt und sagte laut (da ich, Jean Pütz, aus Luxemburg stamme, möchte ich das in dieser mosel-fränkischen Mundart wiedergeben):

De Fuurz, de meng Madam geloos huet, dat wor ech.

Darm und Immunsystem

Für ein gut funktionierendes Immunsystem spielt der Darm eine entscheidende Rolle, schließlich hat er durch seine große Fläche sehr viele Abwehrzellen. Diese verhindern zunächst, daß mit der aufgenommenen Nahrung Schadstoffe oder Krankheitskeime ins Körperinnere gelangen. Aber die Immunzellen im Darm leisten noch viel mehr, sie geben wichtige Informationen an das gesamte Abwehrsystem des Körpers weiter. Ein großer Teil der Immunleistungen bezieht sich auf die Reaktionen aus dem Darm. Es ist ein regelrechtes Immuntraining, das der Körper durch den stetigen Kontakt der Darmflora mit aufgenommenen Keimen von außen durchläuft. Bei gefährlichen Eindringlingen sind die Immunzellen des Darmes die ersten, die Abwehrstrategien entwickeln und Signale an die Leit- und Steuerzellen des Immunsystems weitergeben.
Diese immunologischen Aufgaben kann der Darm nur erfüllen, wenn seine Bakterienbesiedlung, die Darmflora, im Gleichgewicht ist. Ohne die intakte Barriere der natürlich im Darm vorkommenden Mikroorganismen, viele davon sind Milchsäurebakterien, wird das Immunsystem störanfällig. Es kommt zu Fehlimpulsen wie etwa Allergien.
Ein auf diesen Erkenntnissen fußender Therapieansatz zur Behandlung von Störungen der Immunabwehr ist die Behandlung mit Autovakzinen: Zunächst wird die im Stuhl enthaltene Menge der Darmbakterien festgestellt. Dann wird aus dem Stuhl des Patienten ein Impfstoff (Autovakzin) hergestellt, der zweimal pro Woche unter die Haut gespritzt oder eingenommen wird. Diese Behandlung wird als Darmsanierung oder Symbioselenkung des Darmes bezeichnet und bringt die gestörte Darmflora ins Gleichgewicht. Sie kann bei allen allergischen Erkrankungen, Neurodermitis, Rheuma, erhöhter Infektanfälligkeit von Kindern und als Zusatztherapie bzw. als Nachsorge bei Krebserkrankungen sinnvoll sein.

Die Darmimpfung: Eine Schluckimpfung über den Darm

Schon seit Jahren ist bekannt, daß der Darm ein eigenes Immunsystem besitzt, ja, daß dieses sogar zum spezifischen und unspezifischen Immunisieren nicht nur gegen Darmkrankheiten genutzt werden kann. Für Darmimpfungen werden inaktivierte Erreger in Kapseln gegeben, die sich nach der Einnahme im Dünndarm auflösen und die abgetöteten Erreger freisetzen. Dort kommen sie mit den in der Darmwand befindlichen Zellen des Immunsystems in Kontakt und lösen so die ganze Kaskade der Immunreaktion aus. Noch ist die Gemeinde derer, die diesen gefahrlosen und effektiven Weg des Impfens nutzen, gering. Wir sind durch den bedeutenden Kölner Immunologen Prof. Gerhard Uhlenbruck auf diese besondere Funktion des Darms aufmerksam gemacht worden. An dieser Stelle ein herzliches Dankeschön an ihn.

Darmimpfungen können unter anderem auch gegen Infekte der oberen Atemwege eingesetzt werden. Präparate dafür gibt es unter den Handelsnamen Broncho-Vaxom, Ribomunyl und Luivac. Sie sind allerdings verschreibungspflichtig. Dies liegt keineswegs an ihrer Gefährlichkeit, sondern an ihrer Therapieeinstufung, sie sind nämlich nicht als Medikamente, sondern als Impfstoffe zugelassen. Leider haben sich nur wenige praktische Ärzte mit der segensreichen Wirkung dieser vorbeugenden Darmimpfung beschäftigt, so daß nicht sehr viele Patienten davon profitieren. Machen Sie als Patient Ihren Arzt darauf aufmerksam, möglicherweise verschreibt er Ihnen ein solches Präparat. Die Ärzte finden Abhandlungen über die Wirkungszusammenhänge in ihrer Fachliteratur.
Besser stellt sich die Situation bei der Darmimpfung gegen Blasenentzündungen dar. Meist sind es Frauen, die unter ständig wiederkehrenden, schmerzhaften Blasenentzündungen zu leiden haben. Hier schützt die Darmimpfung insbesondere gegen die Rückfälle. Handelsnamen der Präparate sind Uro-Vaxom und Uro-Munal.

Richtige und falsche Ernährung

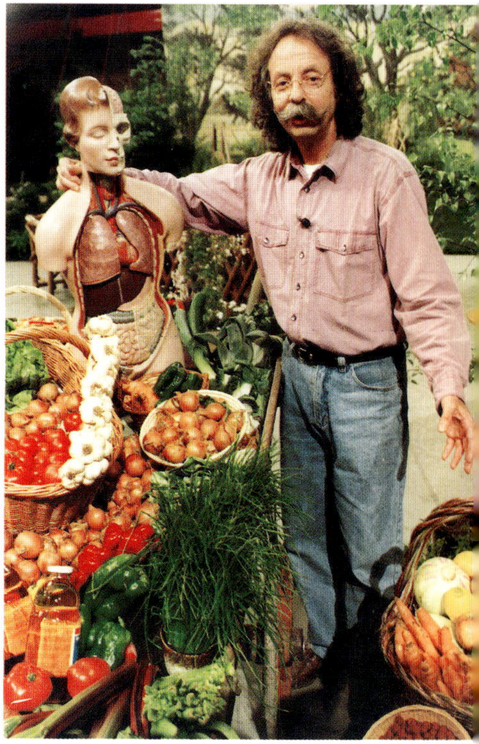

Abb. 1: Eine ausgewogene Ernährung mit viel rohem Gemüse und Obst ist „die halbe Miete" für eine gute Verdauung.

Auf die Ausgewogenheit der Ernährung kommt es an!

Es ist der Darm, der am meisten von richtiger Ernährung profitiert und durch falsche geschädigt wird. Bedenkt man, wie wichtig dieses Organ für unsere Gesundheit ist, dann lohnt sich eine eingehendere Beschäftigung mit unserer Nahrung. Ernährungswissenschaftler empfehlen eine ausgewogene Kost. Das bedeutet, daß wir den Anteil der Grundnahrungsstoffe Stärke, Eiweiß und Fett auf lange Sicht umverteilen müssen. Hinzu kommt, daß die Ballaststoffe eine entscheidende Rolle spielen, sowohl die unlöslichen, die meist auf Zellulosebasis aufbauen wie Hemizellulose und Lignin, als auch die wasserlöslichen wie Pektine und viele andere unverdauliche Substanzen, zu denen u.a. auch bestimmte Zuckerarten und feste Alkohole gehören. Generell ist unsere Nahrung überfrachtet mit Fett, Eiweiß und vor allem mit Zucker. Die wichtigste Forderung der Ernährungswissenschaftler und Mediziner lautet daher: mehr Stärke und Ballaststoffe, dafür weniger Fett, Eiweiß und Zucker. Kommen wir zunächst zum Zucker. Er gehört zu den einfachen Kohlenhydraten, wissenschaftlich auch als Di- und Monosaccharide bezeichnet. Zucker wird in der Regel sofort als Glucose in unseren Kreislauf eingeschleust und ist für viele Beschwerden im Darm verantwortlich. Ganz zu schweigen davon, daß er der Hauptverursacher von Zahnkaries ist. Die Deutsche Gesellschaft für Ernährung (DGE) empfiehlt eine maximale Zuckeraufnahme von 10 %, bezogen auf die Gesamtmenge der täglichen Kalorien. Doch in Wirklichkeit nehmen wir viel mehr zu uns. Eine Ursache sind die vielen gezuckerten Getränke: In 1 Liter Limonade oder Coca Cola können bis zu 150 g Zucker enthalten sein, das sind bereits mehr als 20 % der täglich benötigten Kalorien. Zwar wird auch Stärke im Körper zu Glucose (Traubenzuckerbausteine) umgesetzt, aber die Spaltung dieses Polysaccharids dauert im Körper länger und kostet Energie, so daß die Stärke in jedem Fall dem einfachen Zucker vorzuziehen ist, zumal bei ihr das Sättigungsgefühl früher einsetzt. Dieses kann natürlich auch durch reichlich aufgenommene Ballaststoffe verstärkt werden, dann ißt man automatisch weniger. Erst im Überschuß zugeführte Kohlenhydrate in Form von Stärke wandelt der Organismus in Fettsäuren um und speichert sie im Körper als Fett.

Ganz wichtig ist aber auch eine Reduktion des Fettverzehrs. Fett beinhaltet die meisten Kalorien (pro 100 g 900 kcal im Gegensatz zu Stärke, Zucker und Eiweiß mit 400 kcal). Höchstens 30 % des täglichen Kalorienbedarfs eines durchschnittlichen Erwachsenen, so die Empfehlung der Ernährungswissenschaft, dürfen mit Fett gedeckt werden, besser noch weniger. Es reicht völlig aus, wenn pro Tag nicht mehr als 50 g Fett aufgenommen werden, dies entspricht 450 kcal. Besonders wichtig ist, daß man die versteckten Fette in der Nahrung nicht vergißt. Vor allem in Fleisch, Wurst und Käse sowie in Backwaren, Kartoffelchips, Pommes frites usw. stecken große Mengen davon. Vorsicht ist auch deshalb geboten, weil zuviel gesättigte Fettsäuren zu Herz- und Kreislauferkrankungen führen können.
Auch im Fleisch befinden sich erhebliche Mengen an Fett, aber vor allem enthält es Eiweiß. Eiweiß ist der Baustein des Lebens. Es besteht aus Aminosäuren, die für den Aufbau und die Erhaltung von Muskeln und Organen verantwortlich und unentbehrlich sind. Auch Enzyme, Hormone und Knochen bestehen aus Eiweißbausteinen. Allerdings ist der Körper in der Lage, Aminosäuren, bis auf die sogenannten essentiellen, selbst zu bilden. Ausführlicher auf die gesamte Ernährungsproblematik einzugehen, würde den Rahmen dieses Buches sprengen. In unseren Büchern: „Das Hobbythek Diätbuch" und „Richtige Ernährung in allen Lebenslagen" haben wir uns eingehend damit beschäftigt.
Es muß an dieser Stelle aber erwähnt werden, daß wir in der Regel zuviel Eiweiß in Form von Fleisch zu uns nehmen. Unsere Eßkultur basiert vorwiegend auf Fleischgenuß. Das können Sie schon daran erkennen, daß die Gerichte in Kochbüchern und Restaurants meist nach dem Fleisch benannt werden. Der natürliche Eiweißbedarf des Körpers hängt vom Alter ab. In der Jugend ist er relativ hoch, ein Säugling benötigt etwa 1,8 g pro kg Körpergewicht. Der Bedarf sinkt mit zunehmendem Alter auf unter 0,5 g pro kg Körpergewicht.

Um den benötigten Eiweißbedarf durch Fleischgenuß zu decken, reichen bereits weniger als 40 g Fleisch pro Tag aus. Doch Eiweiß ist nicht nur in Fleisch, Fisch und Eiern enthalten, sondern auch in Getreide, Milch, Käse, Sojaprodukten und generell in allen Hülsenfrüchten, Nüssen, Samen sowie in Algenprodukten. Wir erwähnen dies, weil zu hoher Fleischkonsum erhebliche Auswirkungen auf die Gesundheit des Darms hat. Während in Japan, wo wenig Fleisch gegessen wird, der Darmkrebs fast unbekannt ist, haben Wissenschaftler bei Japanern, die seit längerer Zeit in Amerika leben, festgestellt, daß deren Darmkrebsrate sich innerhalb kürzester Zeit der der US-Amerikaner angepaßt hat. Das gilt ganz besonders für ihre Kinder, die sich offenbar dem Steak und dem Fast-Food-Hamburger nicht mehr entziehen können. Wir in Europa konsumieren bald ebensoviel Fleisch wie die Amerikaner, einer der Hauptgründe für die stark ansteigende Darmkrebsrate.

Weniger schälen – mehr waschen!

Bei der Angabe der Ballaststoffwerte für Obst und Gemüse wird häufig – meist unerwähnt – davon ausgegangen, daß die Schale mitgegessen wird. Wird sie aber entfernt, dann liegen die Werte wesentlich niedriger, denn in der Schale sind sowohl die Zelluloseanteile (unlösliche Ballaststoffe) als auch die Pektinanteile (lösliche Ballaststoffe) besonders hoch. Die Schale hat ja die Aufgabe, die Frucht nach innen abzuschirmen.
Hinzu kommt, daß in Schalennähe auch viele Vitamine und Mineralstoffe liegen. Denken Sie dabei nur an den Apfel. Es ist ein Sakrileg, ihn zu schälen. Das gilt auch für viele Gemüsesorten, beispielsweise die Kartoffel. Gerade junge Kartoffeln schmecken mit Schale viel besser, ebenso Auberginen, Zucchini, Gurken, Möhren, Rettich usw.
Viele Verbraucher schälen das Gemüse, weil sie den anhaftenden Schmutz

schwer wegbekommen oder an der Schale Chemikalien aus Pflanzenschutz und Konservierungsmitteln vermuten. Hinzu kommt, daß die Forschung sogar an frischen Salatblättern Salmonellen festgestellt hat – in Japan hat diese Tatsache kürzlich eine Salmonellen-Epidemie verursacht. Durch einfaches Waschen mit Wasser läßt sich aber nur der Schmutz entfernen, der wasserlöslich ist. Vielfach gibt es jedoch auch Rückstände, die fettige Substanzen enthalten, in denen zum Beispiel fettlösliche Schadstoffe gebunden sein können. Diese lassen sich nur mit Tensiden lösen.

GeO-Wash: Das Waschmittel der Hobbythek für Gemüse und Obst

Die Hobbythek hat daher ein spezielles Obst- und Gemüsewaschmittel entwickelt, das auf absolut ungiftigen und geschmacksneutralen Tensiden basiert und bei dem Weingeist als mildes Desinfektionsmittel wirkt. Zusätzlich geben wir noch eine Spur eines Rückfettungsmittels (Lecithin) hinein, damit auch die Hände beim Waschen nicht zu sehr strapaziert werden. Konkret besteht das Gemüse- und Obstwaschmittel aus einem Tensid, das aus Zuckerbausteinen und Kokosfett hergestellt wird. Es reicht, ein paar Spritzer in das kalte oder lauwarme Wasser hineinzugeben, in dem das Gemüse bzw. Obst gewaschen werden soll. Anschließend kurz nachspülen. In der Regel werden dadurch sämtliche Waschmittelreste entfernt, aber selbst dann, wenn noch Spuren anhaften sollten, entstehen keinerlei gesundheitliche oder geschmackliche Beeinträchtigungen.
Waschen Sie das Obst oder Gemüse am besten, sobald Sie es gekauft haben, und entfernen Sie leichte Faulstellen. Dann lassen Sie es trocknen und lagern es in der Gemüseschale Ihres Kühlschranks.

Wie sollte unser Speiseplan aussehen?

Wir wollen aus Ihnen keine Asketen machen. Essen soll ein Genuß bleiben. Etwas sollten Sie allerdings beherzigen: Essen Sie mehr Gemüse, Kartoffeln, Obst und viel magere Milchprodukte. Reduzieren Sie den Fettkonsum, und, was das Fleisch anbelangt, greifen Sie eher zu magerem Fleisch und vor allen Dingen zu Fisch. Hier einige Empfehlungen, die ohne große Mühen zu befolgen sind:
Beginnen Sie den Tag mit Getreide. Zum Frühstück gibt es Vollkornbrot – selbstgebacken (Rezepte *Seite 80 ff.*) oder Müsli bzw. Porridge, denn auch Vollkorngetreide enthält nicht nur Stärke (ca. 60 % Kohlenhydrate), Eiweiß (10 %) und ein bißchen Fett (5 %), sondern vor allem Ballaststoffe (bis zu 13 %). Die Schale ist außerdem reich an Mineralstoffen und Spurenelementen. Die Ballaststoffe von Weizen, Roggen, Hafer und Mais sind überwiegend wasserunlöslich, speziell die Haferkleie und Gerste enthalten jedoch auch viele lösliche Bestandteile.
Getreide ist so gut wie cholesterinfrei, was für den Gesamtorganismus und auch für den Darm von großer Bedeutung ist. Man kann es in Form von Backwaren jeder Art wie Brot, Brötchen, Vollkornkuchen oder als Nudeln, Vollkornpizza usw. verzehren. Dazu haben wir eine Menge Rezepte entwickelt (vgl. *Seite 75 ff.*). Auch als Suppeneinlage läßt sich Getreide wie beispielsweise Graupen oder Grünkern hervorragend verwenden. Ein Hinweis für alle, die nicht immer Vollkornprodukte essen mögen: Es ist generell besser, auch Getreideprodukte aus weißem Mehl zu essen, als sie ganz vom Speiseplan zu streichen. Ein großer Vorteil der Vollkornprodukte ist ihr starker Sättigungseffekt. Ähnliches gilt für Gemüse und Obst. Auch sie enthalten Ballaststoffe – und zwar überwiegend die wertvollen löslichen Ballaststoffe – und sind reich an Kohlenhydraten in Form von Stärke. Gemüse und Obst enthalten aber auch wichtige Mineralstoffe, Spurenelemente und vor allem Vitamine, besonders die Zellschutzvitamine C, E und Beta-Carotin sowie spezielle Pflanzeninhaltsstoffe wie Flavonoide und Polyphenole, die den Körper vor Krankheiten schützen.

Was die Fette anbelangt, so haben wir schon gesagt, daß zuviel Fett der Gesundheit schadet. Einem Vorurteil müssen wir hier allerdings entgegentreten: Nicht ausschließlich Fette mit ungesättigten Fettsäuren sind gesund, wir brauchen auch gesättigte Fettsäuren. Neueste

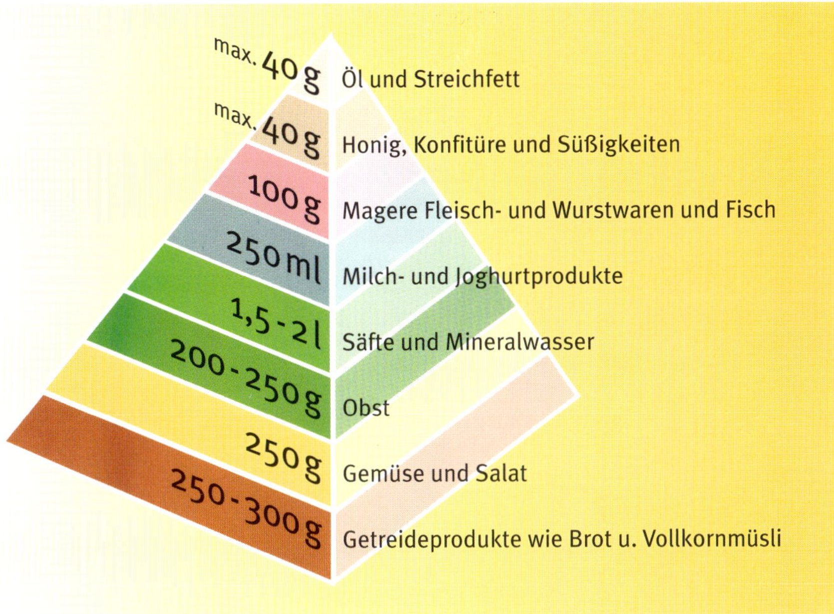

Abb. 2: Die Ausgewogenheit der Nahrung ist ein ganz entscheidender Faktor für unsere Gesundheit: Getreideprodukte sollten den größten Teil des Speiseplans ausmachen, zusätzlich 200–250 g Kartoffeln, Reis oder Nudeln (gekocht) pro Tag.

Forschungen beweisen, daß auch ein zu hoher Anteil an mehrfach ungesättigten Verbindungen das Darmkrebsrisiko fördern kann. Das mag daran liegen, daß diese mehrfach ungesättigten Fettsäuren chemisch sehr leicht reagieren und deshalb auch Radikale bilden können, die die Körperzellen angreifen. Dagegen schützt wiederum das Vitamin E. Wer also mehrfach ungesättigte Pflanzenöle verwendet, der sollte seine Vitaminaufnahme steigern. Am einfachsten geht dies, indem Sie jedesmal, wenn Sie eine Flasche Distel-, Maiskeim-,Sonnenblumen-, Walnuß- oder Sojaöl zum ersten Mal öffnen, einfach natürliches Vitamin E zufügen (gibt es in öliger Form in den Läden, die die Hobbythek-Rohstoffe führen), und zwar pro 500 ml Pflanzenöl etwa 2–3 Tropfen, nicht mehr!

Zu einer sinnvollen Ernährung gehören natürlich auch ausreichend Milchprodukte. Milch ist der wichtigste Calciumlieferant in der menschlichen Ernährung. Hinzu kommt, daß der Körper das Calcium aus der Milch besonders gut verwerten kann, da der Milchzucker die Aufnahme durch die Darmwand fördert. Unser täglicher Calciumbedarf liegt bei 800–1000 mg. Milchprodukte wie Milch, Magermilch, Joghurt, Quark und Käse sind geradezu ideal, um diesen relativ hohen Bedarf zu decken. Besonders viel Calcium ist in Hartkäse enthalten (100 g Emmentaler enthält bereits ein Gramm Calcium, 100 g Gouda 820 mg), allerdings ist dies auch gepaart mit relativ viel Milchfett, das zwar leicht verdaulich ist, aber überwiegend gesättigte Fettsäuren enthält. Da sind schon Magermilchprodukte wie Magerjoghurt, Magerquark und Milch mit geringerem Fettgehalt empfehlenswerter. Sie enthalten ca. 120 mg pro 100 g. Gesäuerte Milchprodukte wie Joghurt, Buttermilch oder Dickmilch sind auch deshalb sehr zu empfehlen, weil sie die Darmflora bereichern (vgl. *Seite 85 f.* und unsere Joghurtrezepte *Seite 87*).

Es ist wichtig, daß man sein Leben lang ausreichend mit Calcium versorgt ist, denn bei Calciummangel entsteht Osteoporose, d.h. Knochenschwund. Aus diesem Grunde haben wir ein Calciumpräparat in das Hobbythek-Sortiment aufgenommen, das völlig neutral schmeckt, **Calciumcitrat HT**, das man sehr leicht unter die Speisen – ob süß oder herzhaft – ja, sogar in Saucen und Suppen einrühren kann.

Eine weitere wichtige Calciumquelle neben Milch und Milchprodukten ist natürlich auch das Trinkwasser, insbesondere wenn es hart, d.h. mineralstoffreich ist. Darin sind außer Calcium auch andere Mineralstoffe enthalten, wie beispielsweise das wichtige Magnesium und Kalium. Auch hier haben wir dafür gesorgt, daß Sie ein geschmacksneutrales Pulver zur Verfügung haben. Es ist unser **Multimineralpulver Super**, das ebenso in kalte oder warme Speisen eingerührt werden kann. Sie können es auch ruhig mitkochen, denn es verliert durch die Hitze – im Gegensatz zu Vitaminpräparaten – nichts von seiner Wirksamkeit (vgl. *Seite 38*).

Wir haben die große Bedeutung der Ballaststoffe bereits herausgestellt, wobei wir den Begriff „Ballast" nicht unbedingt als glücklich gewählt empfinden. Denn Ballaststoffe belasten den Körper keineswegs, sondern – ganz im Gegenteil – sie helfen, ihn zu entlasten. Die Bezeichnung stammt noch aus einer Zeit, als man diese Stoffe für überflüssig hielt. Ballaststoffe kommen in allen pflanzlichen Lebensmitteln vor, sofern sie durch die Bearbeitung nicht entzogen wurden. Dies ist zum Beispiel beim blütenweißen Weizenmehl oder vielen anderen Getreideprodukten der Fall. Sogenannte unlösliche Ballaststoffe bilden das Gerüst jeder Pflanze, sie sind die Bausteine, die für die Festigkeit und die äußere Gestalt sorgen. Das ist bei allen Gemüsen der Fall, angefangen bei Artischocken, Auberginen, Blumenkohl, Bohnen, Brokkoli, allen Salatarten bis hin zu Kohlrabi, Mangold, Schwarzwurzel, Spargel, allen Kohlarten wie Weißkohl oder Wirsing und der Zwiebel, die

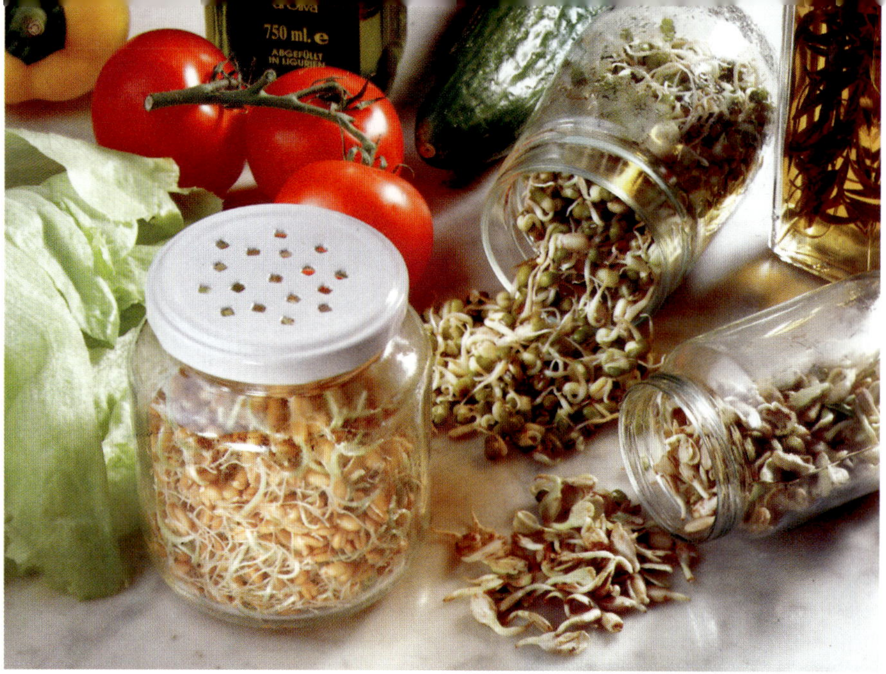

Abb. 3: Sprossen und Keime sollten auf keinem Salatteller fehlen. Sie sind äußerst nahrhaft und unterstützen die Verdauung.

immerhin noch 3,1 g Ballaststoff pro 100 g enthält. Besonders hohe Gehalte an unlöslichen Ballaststoffen, d. h. an Zellulose und Hemizellulose, weisen Getreideprodukte auf, insbesondere die Vollkornmehle, wobei das Roggenmehl Type 1150 immerhin 13,3 % Ballaststoffe, das Weizenmehl Type 1700 9,5 %, das ganze Maiskorn 9,2 %, Haferflocken bis zu 6,7 % und Vollkornteigwaren immerhin noch bis zu 9,0 % Ballaststoffe beinhalten. Besonders hohe Anteile aber besitzen Backwaren. An der Spitze liegt Pumpernickel mit 13,5 %, Knäckebrot mit 14,6 %, Vollkornkekse mit immerhin bis zu 17,0 %, Weizen- und Roggenvollkornbrot enthalten etwa 5–7 %. Beachten Sie bitte unsere Brotrezepte, die Ballaststoffgehalte um die 10 % und höher erreichen. Bei den Hülsenfrüchten ragen die weißen Bohnen mit 18,4 %, die Erbsen mit 16,6 % und Linsen mit 10,6 % heraus. Allerdings bezieht sich das auf die getrockneten Hülsenfrüchte. Mit wenigen Ausnahmen enthalten Früchte relativ wenig unlösliche Ballaststoffe, dafür aber um so mehr lösliche.

Unter den löslichen Ballaststoffen sticht vor allem das Pektin heraus. Es setzt sich hauptsächlich aus dem Einfachzucker Galakturonsäure zusammen, der von unseren

Verdauungssäften nicht zersetzt werden kann und daher als Ballaststoff gilt. Pektine haben die Fähigkeit, Wasser und organische Säuren wie die Gallensäure zu binden. Sie wirken der Arteriosklerose entgegen, und zwar indem sie die Leber zu einer verstärkten Produktion von Gallensäure anregen. Dazu braucht die Leber aber Cholesterin, und dieses entzieht sie dem Blut. Dadurch sinkt der Cholesterinspiegel. Wenn Pektin in ausreichender Dosis eingenommen wird, kann der Cholesterinspiegel auf diese Weise um 10–20 % reduziert werden. Ausreichend heißt hier, daß man pro Tag mindestens 10–15 g Pektin einnehmen muß. Das ist aber ein Problem, denn um auf diese Dosis zu kommen, müßte man zum Beispiel 2 kg Äpfel pro Tag verdrücken. Oder, wenn man Gemüse vorzieht, 1,5 kg Weißkohl und Sauerkraut. Praktisch ist dies kaum möglich, und deshalb haben wir dafür gesorgt, daß es das Pektin in konzentrierter Form als Extrakt gibt, und zwar unser **Apfelpekt Plus** und unser **Multipekt Plus** (vgl. *Seite 35*). Den höchsten natürlichen Pektingehalt haben rote und schwarze Johannisbeeren, was man übrigens auch daran erkennt, daß daraus hervorragende Gelees gekocht werden können, denn das Pektin ist eine Substanz, die geliert. Es folgen Himbeeren, Stachelbeeren, Brombeeren und Heidelbeeren. Doch auch Äpfel, Apfelsinen, Aprikosen, Birnen und Erdbeeren enthalten eine erkleckliche Menge Pektin bzw. anderer löslicher Ballaststoffe.

Eine besondere Art von löslichen Ballaststoffen ist in der Konjac-Knolle enthalten (vgl. *Seite 32 ff.*).

Wie wirken sich Ballaststoffe auf die Verdauung aus?

Ballaststoffreiche Nahrungsmittel mit Faserstruktur erfordern ein gründliches und längeres Kauen. Dadurch wird vermehrt Speichel abgesondert, der durch seine alkalische Wirkung zum einen der Kariesentstehung entgegenwirkt und zum anderen zu einer intensiveren Vorverdauung führt (vgl. *Seite 7 ff.*).
Der ballaststoffreiche Speisebrei verweilt sehr lange im Magen. Die Folge ist, daß mehr Magensaft produziert wird und daß vor allen Dingen der Sättigungseffekt länger anhält.
Durch die Quelleigenschaften der Ballaststoffe kann bei der Verdauung relativ viel Wasser gebunden werden. Dadurch vergrößert sich das gesamte Volumen des Speisebreis und bewirkt eine verstärkte Sekretion von Verdauungssäften ebenso wie eine Anregung der Darmperistaltik (vgl. *Seite 6 u. 66*). Die Darmpassagezeit wird insgesamt verkürzt und der Druck auf die Darmwand verringert. Besonders der Weg durch den Dickdarm sollte nicht zu lange dauern, weil sich hier leicht eine Verstopfung bildet. Je höher das Stuhlgewicht, um so kürzer ist die Passagezeit durch den Darm.
Ein Teil der Ballaststoffe wird im Dickdarm durch Darmbakterien zersetzt. Das ist ein weiterer wünschenswerter Effekt, denn dabei vermehren sich die Darmbakterien, was eine verstärkte Aktivität zur Folge hat. Bis zur Hälfte des Stuhlgewichtes kann so aus Darmbakterien bestehen (vgl. *Seite 19 f.*).
Die Quellstoffe binden nicht nur Schadstoffe wie Schwermetalle und Pestizide aus der Nahrung, sondern auch Abbauprodukte, die im Darm selbst entstehen. So haben die Abbauprodukte von Gallensäuren im Dickdarm vermutlich eine kanzerogene Wirkung. Dieser Abbau wird verzögert, wenn die Säuren in Gelstrukturen eingebunden sind bzw. dadurch mit dem Stuhl einfach ausgeschieden werden. Die Gallensäuren werden zum Fettabbau im Dünndarm benötigt, doch ein Teil gelangt immer mit in den Dickdarm. Die Mediziner diskutieren deshalb, ob eine ausreichend ballaststoffhaltige Nahrung die Entstehung von Dickdarmkrebs verhindern kann. Voluminöser und wasserhaltiger Stuhl fördert eine feuchtere Darmschleimhaut und somit auch ein besseres Gedeihen der Darmbakterien. Der weichere Stuhl verhindert eine Hämorrhoidenbildung.

Außerdem wird durch ballaststoffreiche Kost generell eine bessere Durchblutung und erhöhte Widerstandskraft aller Verdauungsorgane erzielt.
Nehmen Sie 30–40 g Ballaststoffe täglich zu sich, davon sollte mindestens die Hälfte aus Vollkornprodukten stammen, der Rest aus frischem Obst und Gemüse. Zwar werden in einer

ballaststoffreichen Ernährung auch die Mineralstoffe Calcium und Magnesium sowie die Spurenelemente Eisen und Zink verstärkt in die Schleimstoffe eingebunden und können daher vom Körper nicht voll verwertet werden, doch diese Erkenntnis darf nicht dazu führen, auf Ballaststoffe zu verzichten.

Vollkornprodukte enthalten im Schalenanteil wiederum soviel Mineralstoffe und Spurenelemente, daß der Körper ausreichend versorgt wird. Außerdem kann man die entsprechenden Vitamine und Mineralstoffe zusätzlich einnehmen, damit der Bedarf in jedem Falle gedeckt ist (vgl. *Seite 37 ff.*).

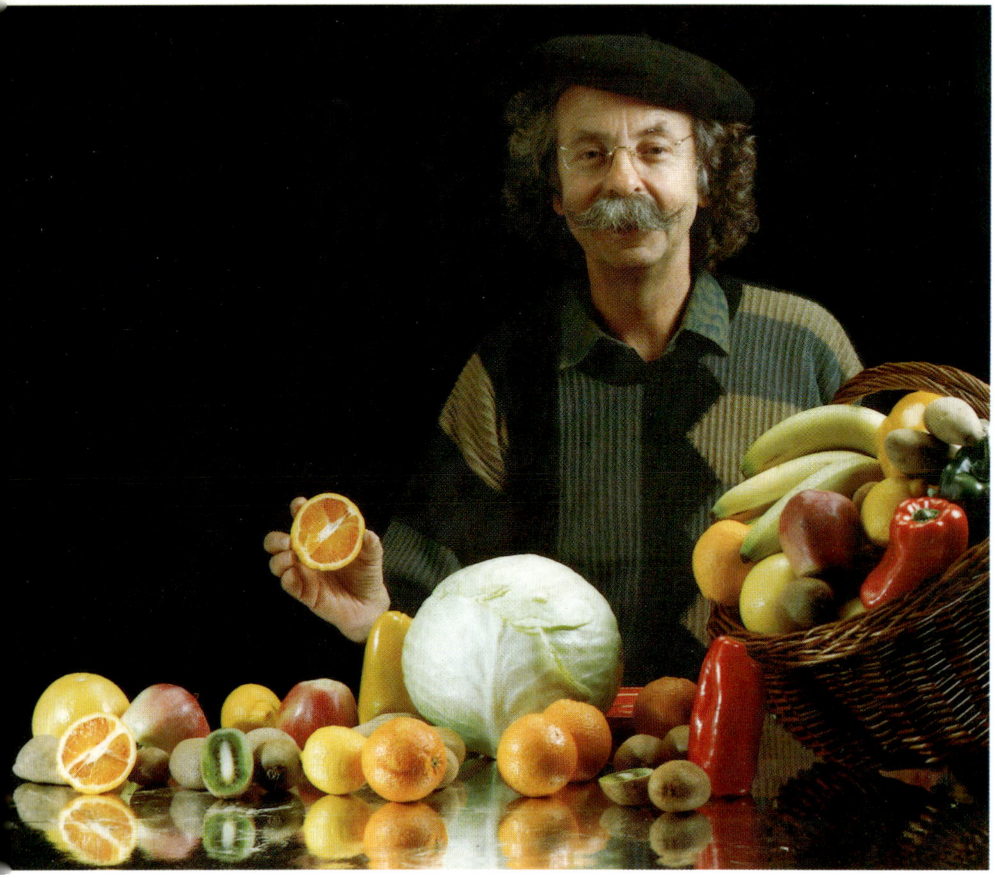

Abb. 4: Ungefähr die Hälfte aller täglich aufgenommenen Ballaststoffe sollte aus frischem Obst und Gemüse stammen.

Neue interessante Ballaststoffe

Konjacmehl – Der Schlankmacher aus dem Land der aufgehenden Sonne

Die Söhne – und natürlich auch die Töchter – Nippons gelten allgemein als gesünder und schlanker als die Bewohner der westlichen Industrienationen. Das ist zu großen Teilen der traditionellen japanischen Küche zuzuschreiben. Diese scheint aufgrund ihrer Zusammensetzung einen lebenslangen Schutz vor Herz- und Kreislauferkrankungen zu bieten und eine drahtige Figur zu gewährleisten. Steigende Zahlen der Darmkrebserkrankungen haben in Japan erst mit dem wachsenden Wohlstand und der Änderung der Ernährungsgewohnheiten zu westlichen Untugenden, wie riesigen Steaks und Fast Food, Einzug gehalten. Die ostasiatische Küche gilt seit jeher als besonders gesund. Sie garantiert eine ausgewogene Ernährung durch viel Reis und Gemüse. Fleisch und Fett sind nur in geringen Mengen vertreten. Dagegen bietet sie viel pflanzliches Eiweiß aus der Sojabohne, wie zum Beispiel Tofu, und legt ein großes Augenmerk auf Fisch.
Die Hobbythek hat die ostasiatische Küche schon vor etlichen Jahren in mehreren Sendungen vorgestellt. Nun möchten wir ein weiteres Geheimnis der Japaner enthüllen, von dem man behauptet, es wäre der eigentliche Grund für ihre schlanke Figur. Stellen Sie sich vor, Sie essen Nudeln, die fast

keine Kalorien enthalten und Ihren Darm in Schwung bringen. Sogar Süßigkeiten sind mit gesundem Ballast beladen. Ein Traum? Nein, denn ein wesentlicher Bestandteil der japanischen Küche ist ein besonderer löslicher Ballaststoff, das Konjacmehl.
Da konnten wir von der Hobbythek natürlich nicht widerstehen, uns dieses „Wundermittel“ zu besorgen und damit Rezepte auszutüfteln (vgl. *Seite 84 f.*).
In Deutschland ist das Konjacmehl noch völlig unbekannt. Wir werden jedoch anregen, daß es demnächst alle Geschäfte anbieten sollen, die die von der Hobbythek empfohlenen Rohstoffe führen.

Die Pflanze, aus deren Wurzel diese erstaunliche Substanz gewonnen wird, ist die *Amorphophallus konjac*, auch Konjacpflanze genannt. Sie blüht jedes Frühjahr und entwickelt ein Blatt, das bis zu 1,20 Meter lang und im Herbst wieder abgeworfen wird. Was der Botaniker als Blatt bezeichnet, erscheint dem Laien allerdings eher als Baum, denn der kräftige Blattstengel gleicht einem Stamm.
Weil die Knolle, die etwa die Größe einer Zuckerrübe hat, anfällig gegen Fäulnisbakterien und Schadinsekten im Boden ist, wird sie vor dem Winter aus dem Boden genommen, trocken gelagert und im Frühjahr erneut in den Boden gebracht. Eine relativ aufwendige Kultur für eine Pflanze, die immerhin runde vier Jahre braucht, bis ihre Knolle ausgereift genug ist, um als Nahrungsmittel verarbeitet zu werden. In Japan wird *Amorphophallus konjac* kultiviert und seit Tausenden von Jahren als Lebensmittel geschätzt. Aus der zerkleinerten und gereinigten Konjac-Knolle gewinnt man das Konjacmehl. Es ist das Nahrungsmittel mit der größten Dichte überhaupt, d. h. es hat ein geringes Volumen und ein hohes Gewicht. Daher rührt auch seine enorme Quellfähigkeit, die mit keiner anderen Substanz vergleichbar ist. Neuerdings verwendet man Konjacmehl sogar zum Stopfen von Bohrlöchern als Ersatz für Beton. Glucomannan heißen die großen Molekülketten, die wie lange Fäden aneinandergereiht sind. Von der Struktur her ist das Konjacmehl mit dem Guarmehl verwandt, allerdings hat das besonders gereinigte Konjacmehl, das die Hobbythek mit dem Namen Konjac-Konzentrat HT bezeichnet, eine viel größere Quellfähigkeit als Guarmehl. Dabei nimmt es natürlich große Mengen an Wasser auf und muß deshalb immer mit sehr großen Flüssigkeitsmengen verrührt und eingenommen werden. Das Besondere daran ist, daß es in diesem sehr reinen Zustand fast keine Kalorie mehr enthält. Andere Nahrungsmittel, die Sie zusammen mit Konjacmehl oder auch etwas später essen, werden von diesem Brei im Magen lange festgehalten. Dadurch verspüren Sie längere Zeit ein Sättigungsgefühl. Selbst im Darm bleibt eine Hülle aus Konjacmehl um die anderen Nahrungsbestandteile bestehen, so daß diese nicht annähernd so

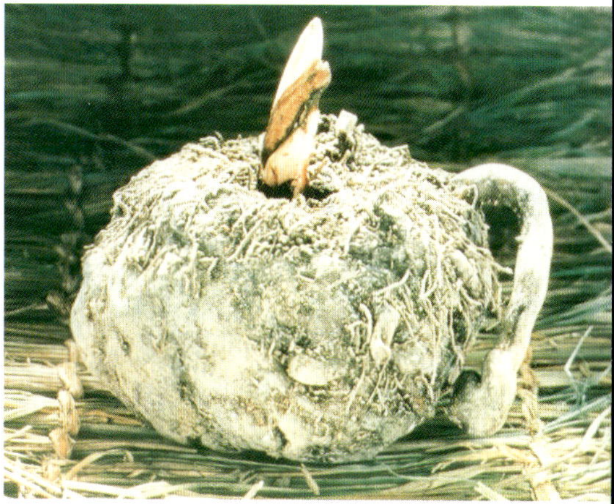

Abb. 5: Konjac-Knolle (Amorphophallus konjac) mit Trieb.

gründlich verwertet werden können wie gewöhnlich. Durch diese Konjachülle wird das Stuhlgewicht erhöht und die Darmpassage beschleunigt. Es bleibt also weniger Zeit für die Verdauung. So scheint Konjacmehl ein ideales Mittel zur Diät zu sein.

Um Ihr Portemonnaie nicht allzu stark zu belasten, haben wir zwei verschiedene Konjacprodukte initiiert, die Sie je nach Bedarf gezielt einsetzen können. Beim **Konjac-Konzentrat HT** handelt es sich um den hochreinen Stoff. Er zeigt extrem gutes Quellvermögen und ist demzufolge auch die teurere Variante. Oft reicht jedoch der Einsatz des weniger reinen Konjacmehls HT, das aufgrund geringerer Verarbeitungsverfahren weitaus kostengünstiger ist. In unseren

Rezepten weisen wir Sie jeweils darauf hin, welches Produkt Sie benutzen sollten.

Bei empfindlichen Menschen können durch viele Ballaststoffe auch mitunter Blähungen entstehen. Beim Testen unserer Rezepte haben wir jedoch reichlich Konjacmehl verzehrt und konnten derartige Nachteile nicht feststellen. Wir haben sowohl mit Konjacmehl HT als auch mit Konjac-Konzentrat HT interessante und wohlschmeckende Rezepte entwickelt (vgl. *Seite 84 f.*).

Flohsamen

Diesen denkwürdigen Namen verdankt der Samen von *Plantago ovata* wahrscheinlich seiner winzigen länglichen Form. Die Gattung Plantago und speziell ihre Samen sind auch unter der Bezeichnung Psyllium bekannt geworden. In Frankreich wird heute das sogenannte schwarze Psyllium von der Pflanze *Plantago indica* kultiviert. Das spanische Psyllium wird auch als Zarragatona bezeichnet. Diese Sorten dienen hauptsächlich als Heilmittel.
In Indien wird Psyllium dagegen schon seit Jahrhunderten als Lebensmittel verwendet, diese Pflanze trägt den botanischen Namen *Plantago ovata forsskal*.
Die äußere Hülle des Flohsamens enthält Schleimstoffe, die wegen ihrer Quellfähigkeit und ihres Wasserbindevermögens als Ballaststoffe dienen. Deshalb machen sie bei Durchfall den flüssigen Stuhl etwas dicker, bei Verstopfung bewirken sie eine Verkürzung der Darmpassagezeit. Auch ihre cholesterinsenkende Eigenschaft ist erwiesen. Die Monographie des indischen Flohsamens (*Plantaginis ovatae semen*) beschreibt als Anwendungsgebiete häufig wiederkehrende Verstopfung, Erkrankungen, bei denen eine erleichterte Darmentleerung mit weichem Stuhl erwünscht ist, zum Beispiel bei Analfissuren, Hämorrhoiden, nach rektal-analen operativen Eingriffen und in der Schwangerschaft; unterstützende Therapie bei Durchfällen unterschiedlicher Ursachen sowie bei Reizdarm (vgl. *Seite 48*).
Als Tagesdosis wird eine Menge zwischen 12–40 g des indischen Flohsamens, entweder ganz oder grob zerkleinert, empfohlen. Sehr wichtig ist die gleichzeitige Aufnahme einer reichlichen Flüssigkeitsmenge, zum Beispiel 150 ml Wasser auf 5 g Samen. Eine Tagesdosis von 40 g erscheint uns sehr hoch, das würde bedeuten, daß man dazu 1,2 Liter Flüssigkeit trinken muß. Halten Sie am besten stets einen Abstand von einer halben Stunde vor oder nach den Mahlzeiten oder einer Medikamenteneinnahme ein.

Wie die meisten Ballaststoffe wirkt auch Flohsamen leicht blutzuckersenkend. Deshalb sollten Diabetiker, die ihre Ernährung auf mehr Ballaststoffe umstellen, ihren Blutzuckerspiegel öfter kontrollieren lassen, damit der Arzt, falls nötig, die Dosis der blutzuckersenkenden Medikamente verringern kann.

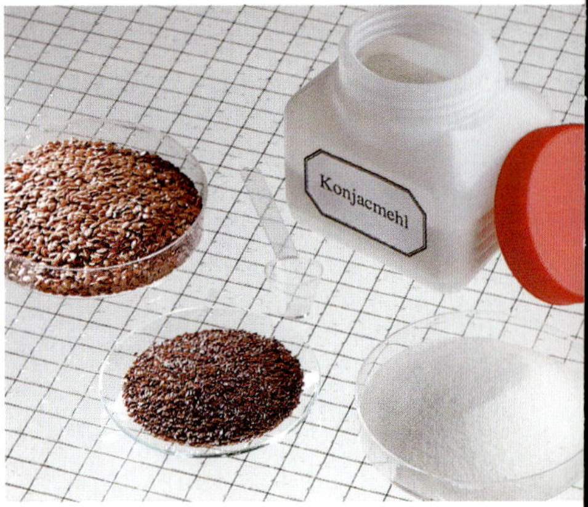

Abb. 6: Leinsamen, Flohsamen und Konjac-Konzentrat sorgen für eine rasche und unkomplizierte Darmpassage der Verdauungsrückstände.

Sie können Flohsamen in alle selbstgebackenen Brote und Brötchen hineinkneten, der Geschmack wird davon wenig beeinflußt.

Ballaststoffprodukte der Hobbythek

Es ist bei der Hobbythek schon Tradition: Wir finden uns nicht mit Gegebenheiten des Nahrungsmittelmarktes ab, der ja weitgehend von den internationalen Nahrungsmittelkonzernen bestimmt wird. Diese haben insbesondere auch im regionalen Bereich Quasi-Monopole geschaffen, denen man als Verbraucher nur schwer entgehen kann. Ihre Lockmittel, um uns vollends in ihren Netzen zu fangen, sind einer-

seits bequeme Zubereitungsmöglichkeiten – die Folge sind Unmengen von Fertignahrungsmitteln, sozusagen Fast-Food für unsere Küche zu Hause. Andererseits führen sie subtile Verhaltens- und Marktforschungen durch, die unsere Urinstinkte, was appetitanregende Geschmacks- und Geruchsstoffe anbelangt, ausnutzen. Hinzu kommt, daß die Werbung mittlerweile so penetrant ist, daß man dies durchaus mit dem Rattenfänger von Hameln vergleichen kann.
Die Markenbindung geht inzwischen schon so weit, daß vielen jungen Menschen die Erfahrung von Geschmack, Biß und Aroma nicht aufbereiteter Nahrungsmittel fehlt. Daß dies nicht gerade eine gesunde Lebensweise darstellt, ist bekannt, auch wenn diese Konzerne durch Zusatzstoffe wie Vitamine und Mineralstoffe immer wieder versuchen, den Eindruck zu erwecken, ihre Produkte seien gesund. Dieser Entwicklung will die Hobbythek schon seit mehr als fünfzehn Jahren mit eigenen Produkten und Anregungen entgegenwirken.
Vielleicht ist es in diesem Zusammenhang wichtig zu erwähnen, daß die Autoren der Hobbythek und des Buches sich verpflichtet haben, auf keinen Fall an diesen Produkten auch nur einen Pfennig zu verdienen. Sie sind weder direkt noch indirekt an den Herstellungs- oder Vertriebsfirmen beteiligt, obwohl manche Artikel mittlerweile einen Umsatz erreicht haben, der durchaus nennenswert ist. Uns als Autoren geht es vorwiegend um Anregungen, und wir freuen uns, wenn diese auf fruchtbaren Boden fallen. Jetzt aber zu den einzelnen Produkten:

Apfelpekt Plus

Dies ist ein Ballaststoffprodukt mit charakteristischem natürlichem Apfelgeschmack aus reinem Apfelpektin und Apfelfaserballaststoffen.
Apfelpekt Plus kann überall da eingerührt oder eingebacken werden, wo der Ballaststoffgehalt – vor allem der der löslichen Ballaststoffe – erhöht werden soll und sich der Apfelgeschmack positiv auswirkt. Es eignet sich gut zur Zubereitung von Joghurtspeisen, Fruchtzubereitungen oder fruchtigen Getränken.

Von Natur aus enthält Apfelpekt Plus auch kleinere Mengen Fruchtzucker und ist deshalb nicht völlig kalorienfrei. 100 g enthalten 190 kcal, das entspricht 3,8 Broteinheiten. Der Gesamtballaststoffgehalt liegt bei ca. 33 %, davon ca. 21 % lösliche.

Anwendung im Getränk: 2 gehäufte EL (ca. 12 g) Apfelpekt oder Multipekt Plus in einem Glas mit Saft oder Wasser und Frusip auffüllen, umrühren und sofort trinken. Dieses Getränk enthält ca. 4 g Ballaststoffe, davon 2,5 g lösliche.

Multipekt Plus

Es handelt sich hierbei um Apfelpekt Plus mit Zusätzen von Vitaminen und Mineralstoffen. In 100 g sind enthalten: 170 mg Vitamin C, 40 mg Vitamin E, 13 mg Beta-Carotin, außerdem Calciumcarbonat und Magnesiumcarbonat. 100 g Multipekt Plus haben 170 kcal und entsprechen 3,3 Broteinheiten. Der Gesamtballaststoffgehalt liegt bei 35 %, davon 21 % lösliche.

je 100 g Nahrungsmittel enthalten	kcal	Eiweiß (g)	Fett (g)	verwertbare Kohlenhydrate (g)	Ballaststoffe (g)
Apfelpekt Plus	190	2	<	46	33
Apfel-Weizen-Ballast	56	2,5	1,4	7,8	79
Erbsenfaser HT	20	3	<	2	90
Hafercrispies Super HT	286	11,2	4,9	48,9	30
Haferkleie	392	15	8,5	43,2	18
Multipekt Plus	170	3	21	40	35
Multipekt Plus Lecithin	200	3	5	38	34

Tabelle 1: Inhaltsstoffe der Ballaststoffprodukte der Hobbythek.

Multipekt Plus Lecithin

Dieses Produkt ist eine Weiterentwicklung von Multipekt Plus, denn es enthält zusätzlich noch Lecithin. Lecithine sind ganz besondere Fette, die auch als Phospholipide bezeichnet werden. Sie haben im menschlichen Körper sehr wichtige Funktionen. 100 g Multipekt Plus Lecithin haben 200 kcal und entsprechen 3,2 Broteinheiten. Es ist sehr schmackhaft und läßt sich klumpenfreier in Flüssigkeiten einrühren als die anderen Multipekt-Präparate. Multipekt Plus Lecithin hat einen Gesamtballaststoffgehalt von 34 %, davon 20 % lösliche.

Apfel-Weizen-Ballast HT

Dieser Ballaststoff besteht aus einer Mischung von Apfel- und Weizenpflanzenfasern. Er hat einen leicht süßen Geschmack nach Äpfeln. Der Ballaststoffgehalt beträgt ca. 79 %, davon 71 % unlösliche und 8 % lösliche. 100 g haben nur 56 kcal und entsprechen 0,65 Broteinheiten.

In süßen Backwaren wie Kuchen oder Hefezöpfen kann man bis zu 10 % des Mehls durch Apfel-Weizen-Ballast HT ersetzen. Die Farbe des Gebäcks wird dadurch dunkler (vgl. *Rezepte Seite 80 ff.*).

Erbsenfaser HT

Es ist ein helles, feingemahlenes Mehl aus Erbsenschalen, das weitgehend geschmacksneutral ist. Wir haben es deshalb in unser Sortiment eingebracht, weil es den höchsten Ballaststoffgehalt aller Produkte besitzt. Konkret enthält es 90 % Gesamtballaststoffe, davon sind 82 % unlösliche und 8 % lösliche Bestandteile. Gleichzeitig besitzt es nur ganz wenige Kalorien.

Das Pulver ist besonders geeignet als Zugabe in Backwaren, Nudeln usw. In allen Speisen, die relativ viel Mehl enthalten, können bis zu 10 % des Mehls oder auch mehr durch Erbsenfaser HT ersetzt werden. Das ergibt hohe Ballaststoffgehalte auch in hellen Backwaren, die man nicht schmeckt.

Hafercrispies Super HT

Schon sehr früh, gegen Ende des vorigen Jahrhunderts, haben einige amerikanische Lebensmittelkonzerne auf Crispies oder Cornflakes gesetzt. Es war der Quäker Wiliam Keith Kellogg, der auf die gesunde Wirkung von ballaststoffreichen Getreideflocken aufmerksam gemacht hatte. Das Müsli war geboren, fand aber vorerst wenig Zuspruch beim normalen Verbraucher. Deshalb ging man hin und bereitete auf der Basis von Mais oder Hafer knackige Flakes zu, mit der Folge, daß heutzutage kaum ein Amerikaner seinen Tag ohne Cornflakes beginnt. Die Sache hatte allerdings einen Haken: Durch die Bearbeitung gingen immer mehr Ballaststoffe verloren, und so ist es kein Wunder, daß die heute üblichen Cornflakes nur noch Spuren der ursprünglichen Ballaststoffe enthalten, zum Teil weniger als Weißbrot, Baguette und Brötchen. Das können Sie selbst prüfen, wenn Sie einmal etwas genauer auf die voluminösen Verpackungen von Cornflakes & Co. schauen. Deshalb hat sich die Hobbythek darum bemüht, Abhilfe zu schaffen. Zunächst hatten wir Ihnen empfohlen, auf Hafer-, Weizen- oder Roggenflocken auszuweichen. Aber wir haben lernen müssen, daß diese Flocken nicht besonders beliebt sind. Wenn wir trotzdem ein morgendliches Müsli oder, für Gegner von Körnern, ein Porridge empfehlen, dann liegt es daran, daß es uns gelungen ist, eine äußerst schmackhafte Spezies, nämlich die Hafercrispies Super, zu entwickeln. Sie haben etwa doppelt soviel Ballaststoffe wie Vollkornflocken und schmecken auch roh durchaus angenehm. Sie bestehen aus Haferspeise-

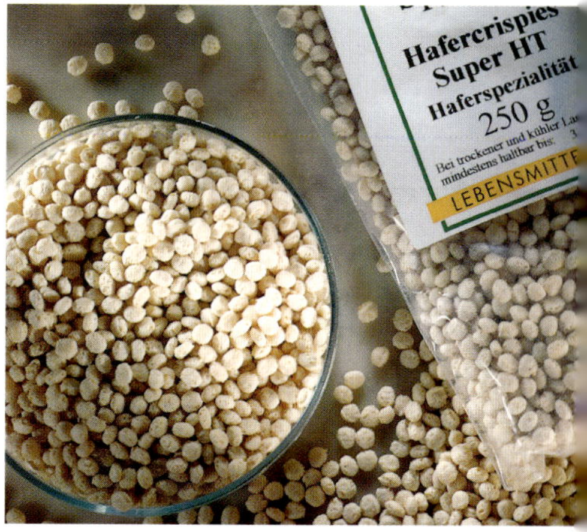

Abb. 7: Äußerst ballaststoffreich und eine köstliche Zutat zum morgendlichen Müsli: Hafercrispies Super HT, ein Ballaststoffprodukt der Hobbythek.

kleie, Weizenfaser, Maisgrieß, etwas Apfelsüße HT, Apfelfruchtpulver, Magermilchpulver, Salz, Lecithin und natürlichen Aromastoffen. Der Ballaststoffanteil liegt bei 30 %, davon 26 % unlösliche und 4 % lösliche. 100 g enthalten 286 kcal. Man kann sie einfach so knabbern, ins Frühstücksmüsli, Porridge, in Quarkspeisen und Joghurt usw. rühren.
Ein Vergleich für das Frühstücksmüsli: Eine Portion Müsli mit 50 g Frühstücksflocken (ca. 8 % Ballaststoffanteil) und 50 ml Milch enthält absolut 4,0 g Ballaststoffe.
Eine Portion Müsli mit 25 g Frühstücksflocken (ca. 8 % Ballaststoffanteil), 25 g Hafercrispies und 50 ml Milch enthält absolut 9,5 g Ballaststoffe.
Die Hafercrispies kann man sogar im Kuchen mitbacken und dadurch den Ballaststoffanteil erheblich erhöhen. Vergessen Sie aber nicht, reichlich zu trinken, damit die Ballaststoffe im Körper auch quellen können.

Haferkleie

Sie wird aus den Randschichten und dem Keim des Haferkorns gewonnen und weist den nußartigen Geschmack des Hafers auf. Sie enthält neben den Ballaststoffen noch Eiweiß und das pflanzliche Keimöl. Gesamtballaststoffgehalt 18 %, davon ca. 10 % löslich. 100 g enthalten 392 kcal.

Vitamine und Mineralstoffe der Hobbythek

Verzehrt man Ballaststoffe, sollte man gleichzeitig etwas mehr Vitamine und Mineralstoffe aufnehmen, weil einiges davon unverwertet mit den Ballaststoffen wieder aus dem Körper herausgeschleust wird (vgl. *Seite 32*). Trotzdem wiegt der Nutzen der Ballaststoffe diesen Nachteil bei weitem auf. Man muß eben dafür sorgen, Vitamine und Mineralstoffe in ausreichender Menge zu sich zu nehmen.

Vitamine sind organische Stoffe, die im menschlichen Körper lebensnotwendige Funktionen erfüllen. Weil der Körper sie nicht selbst bilden kann, muß er sie mit der Nahrung in ausreichender Menge aufnehmen. Pflanzen können dagegen fast alle Vitamine bei der Photosynthese selbst produzieren. Vitamin A wird nur in der Vorstufe in Form verschiedener Carotine gebildet. Von den Carotinen ist das Beta-Carotin das wichtigste für unseren Körper. Nur das Vitamin B_{12}, dem im menschlichen und tierischen Organismus eine entscheidende Funktion bei allen Wachstumsvorgängen und bei der Blutbildung zukommt, können die meisten Pflanzen nicht synthetisieren. Eine der wenigen Ausnahmen ist die Alge Spirulina. Normalerweise nimmt der Mensch Vitamin B_{12} durch tierische Nahrung auf. Vegetarier und alle, die wenig Fleisch und Fisch essen, müssen besonders darauf achten, ausreichende Mengen von Vitamin B_{12} zu bekommen.

Krebsvorsorge mit Vitaminen und Mineralstoffen

In den letzten Jahren wurde durch großangelegte Studien bewiesen, daß die Vitamine C, E, die Vitamin A-Vorstufe Beta-Carotin und ebenso das Spurenelement Selen bei der Vorbeugung von Krebs eine erhebliche Rolle spielen.
Als Beispiel dafür sei die Wirkung des Vitamin C genannt. Der Chemiker Linus Pauling, zweifacher Nobelpreisträger, stellte als erster fest, daß Schweine fast nie Krebs bekommen. Schweine sind, zumindest was die Organe und das Immunsystem anbelangt, sehr nah mit uns Menschen verwandt. Im Gegensatz zu uns können sie aber in ihrem Körper bis zu 15 g Vitamin C am Tag bilden. Pauling konnte eindeutig beweisen, daß tatsächlich eine Beziehung zwischen Vitamin C-Einnahme und Verringerung des Krebsrisikos besteht.

Zu den frühen Erkenntnissen von Linus Pauling haben sich bis heute viele weitere Forschungsergebnisse gesellt, die zweifellos zeigen, daß auch das Beta-Carotin und das Spurenelement Selen außerordentliche Beiträge zur Verminderung des Krebsrisikos leisten können und daß Vitamin E zusätzlich auch die Herzinfarktrate erheblich verringern kann. Vitamine und Selen schützen den menschlichen Körper vor der zellschädigenden Aktivität der sogenannten „Freien Radikalen". Deshalb nennt man sie auch Radikalfänger oder Antioxidantien. Radikale sind aggressive Sauerstoffmoleküle, die kurzzeitig im Körper entstehen und die Zellen schädigen. Freie Radikale bilden sich vermehrt durch Rauchen, Alkohol, Umweltbelastungen und UV-Strahlen. Vitamin C hat unter anderem eine wichtige Schutzfunktion im Magen, wo es die krebserregende Wirkung der Nitrosamine hemmt. Ähnlich verhält es sich gegenüber anderen krebserzeugenden Substanzen, die als Radikale wirken. Hier sind insbesondere Teerprodukte in gegrillten Nahrungsmitteln oder geräucherte Fisch- und Fleischwaren zu nennen. Die Auswertung einer großangelegten wissenschaftlichen Langzeitstudie über 5 Jahre an 30000 Personen brachte eindeutige Ergebnisse: Tägliche Gaben einer Kombination aus 30 mg Vitamin E, 15 mg Beta-Carotin und 50 Mikrogramm Selen senkten deutlich die Sterblichkeit an Krebs.

Die Hobbythek hat als Vorreiter bereits vor Jahren Kapseln empfohlen, die diese Radikalfänger enthalten. **Antiradix** haben wir sie genannt. Mittlerweile gibt es viele ähnliche Produkte in Drogerien und Apotheken. Generell erreichen Sie mit der Einnahme von 1–2 Kapseln pro Tag nicht nur eine gewisse Krebsvorsorge, sondern stärken auch das Immunsystem.

Antiradix-Kapseln enthalten 36 mg Vitamin E, 5 mg Beta-Carotin, 75 mg Vitamin C und 30 Mikrogramm Selen in Form von Selenhefe.

Um die Gefahr der Arterienverkalkung inklusive des Herzinfarktrisikos zu vermindern, empfiehlt es sich, unter Umständen zusätzlich natürliches Vitamin E in Kapseln zu sich zu nehmen, und zwar in einer Dosierung 50–100 mg pro Tag. Allerdings sind auch Vitamin-E-haltiges Gemüse und Nüsse (Avocado, alle Nüsse) empfehlenswert.

Zu lange Sonnenbäder können das Immunsystem schwächen, weshalb möglicherweise so viele Menschen im Urlaub krank werden.

Neueste Forschungsergebnisse haben gezeigt, daß Beta-Carotin auch in der Lage ist, die mit starker Sonnenbestrahlung immer einhergehende Schwächung des Immunsystems zu verringern.

Beta-Carotin-Kapseln enthalten in der Regel ca. 7,5 mg Beta-Carotin. Es gibt sie in Apotheken, Drogerien und in den Läden, die Hobbythekrohstoffe führen. Wer Pillen und Kapseln verabscheut, für den gibt es unser **Multivitaminpulver HT**.

In 100 g dieses Pulvers sind 8,94 g Vitamin E, 0,7 g Vitamin B_1-nitrat, 0,85 g Vitamin B_2, 0,9 g Vitamin B_6-hydrochlorid, 1,5 mg Vitamin B_{12}, 0,075 g = 75 mg Folsäure, 3 g Pantothensäure (Calcium D-pantothenat), 9 g Niacin (Nicotinsäureamid), 0,05 g Biotin und 37,5 g Vitamin C (Ascorbinsäure) enthalten.

200 mg unseres Multivitaminpulvers HT decken den von der DGE empfohlenen Tagesbedarf eines erwachsenen Menschen. Nur Beta-Carotin fehlt.

In unserem Hobbythekbuch „Gesund genießen mit Früchten und Getränken" sind wir sehr ausführlich auf die wichtige Rolle der Mineralstoffe eingegangen. Einer der bedeutendsten ist das Calcium, das überwiegend in Milchprodukten vorkommt. Der Körper braucht es für den Aufbau des Knochengerüstes und der Zähne. Bei der Verdauung wird es im Zwölffingerdarm vom Körper aufgenommen. Nehmen wir reichlich Calcium zu uns, so gelangt der Überschuß in den Dickdarm und kann dort Gallensäuren binden. Menschen, die eine besonders starke Veranlagung zu Darmkrebs haben, wird deshalb empfohlen, ihren Körper reichlich mit Calcium zu versorgen. Generell sollte man aber nicht mehr als 1200 mg täglich aufnehmen, da es sonst zu unerwünschten Nebenwirkungen kommen kann. Eine Möglichkeit, sich zusätzlich mit Calcium und anderen Mineralstoffen zu versorgen, sind die folgenden von uns initiierten Präparate:

Multimineralpulver HT Super

Es besteht aus Calciumcitrat, Kalium und Magnesiumcarbonat.

Das Multimineralpulver HT Super ist völlig geschmacksneutral und kann allen Speisen und Getränken zugefügt werden.

100 g des Pulvers enthalten17,5 g Kalium, 5,5 g Calcium und 2,2 g Magnesium. 4 g (1TL) des Pulvers decken 20 % des Tagesbedarfs an Kalium und 25 % des Tagesbedarfs an Calcium und Magnesium.

Multimineralpulver Super plus Jod
Dieses Produkt enthält zusätzlich Kaliumjodat.

Weitere Hobbythek-Rohstoffe für eine gesunde Ernährung

Apfelsüße HT
Die helle sirupartige Apfelsüße HT schmeckt neutral und wird nur aus Äpfeln gewonnen. Sie enthält natürliche Zuckerarten, wie sie zum Beispiel auch im Honig zu finden sind, aber keine Mineralstoffe. Apfelsüße HT kann zum Kochen und Backen verwendet werden wie Honig. Ihr Vorteil ist, daß sie einen neutral süßen Geschmack und die gleiche Süßkraft wie Zucker hat.

Lightsüß HT: Schmeckt wie Zucker
Leider ist die übliche Süßstoffmischung Saccharin/Cyclamat insbesondere für Kinder nur sehr begrenzt geeignet, weil die täglich zugelassene Menge entsprechend dem ADI-Wert der Weltgesundheitsorganisation (WHO) sehr schnell erreicht wird, nämlich bei ca. 40 bis 50 g Zuckeräquivalent, d. h. der vergleichenden Zuckermenge bei gleicher Süßkraft. Deshalb haben wir eine eigene Süßstoffkombination entwickelt, die aus 65 % Acesulfam und 35 % Aspartam besteht. Nähere Informationen finden Sie in unserem Hobbythekbuch „Süßigkeiten mit und ohne Zucker".

Diese Kombination besitzt einen etwa 5- bis 6fach höheren ADI-Wert als Saccharin/Cyclamat. Das Zuckeräquivalent beträgt ca. 450 g pro Tag, d. h. Sie könnten theoretisch 450 g Zucker zu sich nehmen, aber so „süß" kann wohl niemand sein. Deshalb ist Lightsüß auch für Kinder geeignet, allerdings erst ab dem 2. Lebensjahr wegen der möglichen erblichen Krankheit Phenylketonurie, die sich etwa bei einem von 10000 Säuglingen zeigt. Nach dem zweiten Lebensjahr wissen das die Eltern aber garantiert, denn diese Kinder dürfen auch keine Milch und kein Fleisch essen. Das Aspartam, das im Krankheitsfall gemieden werden muß, ist für gesunde Kinder nicht gefährlich. Mit dieser Ausnahme ist Lightsüß eine gesunde Alternative zum Zucker.
Lightsüß HT darf nur kurz erhitzt werden, sonst verliert es an Süßkraft. Zum Kochen und Backen empfehlen wir deshalb den folgenden Süßstoff:

Konfilight HT
Konfilight HT ist ein Pulver, eine Mischung aus Cyclamat und Acesulfam. Es kann speziell zum Kochen und Backen verwendet werden, da die Erhitzung diese beiden Süßstoffe nicht beeinflußt. 1 g Konfilight entspricht grob gerechnet 100 g Zucker. Ein gestrichener Meßl. (2,5 ml) enthält ca. 2 g Konfilight. Eine andere Möglichkeit besteht darin, mit dem Pulver einen Flüssigsüßstoff herzustellen. Gießen Sie einfach 100 ml kochendes Wasser auf 10 g Konfilight Pulver HT. Sobald das Pulver aufgelöst ist, haben Sie einen Flüssigsüßstoff, den Sie in eine Flasche abfüllen und tropfenweise dosieren können. Der ADI-Wert von Konfilight flüssig ist so hoch, daß ein Mensch mit 60 kg Körpergewicht täglich 16 ml dieses Süßstoffes verzehren könnte. Das entspricht einem Zuckervergleichswert von 160 g. Soviel Süßes kann wohl kaum jemand essen. Wenn Sie 10 g Zucker benötigen, können Sie ihn also durch 1 ml Konfilight flüssig ersetzen. 1 Meßlöffel (2,5 ml) Konfilight entspricht genau 25 g Zucker. Eine ausführlichere Beschreibung aller Süßstoffe finden Sie im Hobbythekbuch „Gesund genießen mit Früchten und Getränken".

Frusips
Frusips bestehen aus Fruchtsaftkonzentrat, d. h. aus hochkonzentriertem Fruchtsaft, der im Vakuum bei 60 °C eingedampft wurde, ohne den üblichen Zuckerzusatz, den herkömmliche Sirups aufweisen. Weiterhin enthalten Frusips Äpfelsäure und ausschließlich natürliche Aromen. Sie dienen überwiegend zur Getränkezubereitung im Haushalt, sind aber auch hervoragend dazu geeignet, allen möglichen Speisen einen fruchtigen Geschmack beizufügen.

Frusips können im Verhältnis 1:40 verdünnt werden, d. h. 1 Teelöffel genügt, um 200 ml (1 Glas) köstliches Fruchtsaftgetränk zu erhalten. Frusips werden einfach mit Leitungswasser gemischt und sind dann trinkfertig. Das bedeutet, daß sich aus einer Flasche mit 250 ml Konzentrat ca. 10 Liter fertiges Getränk herstellen läßt.

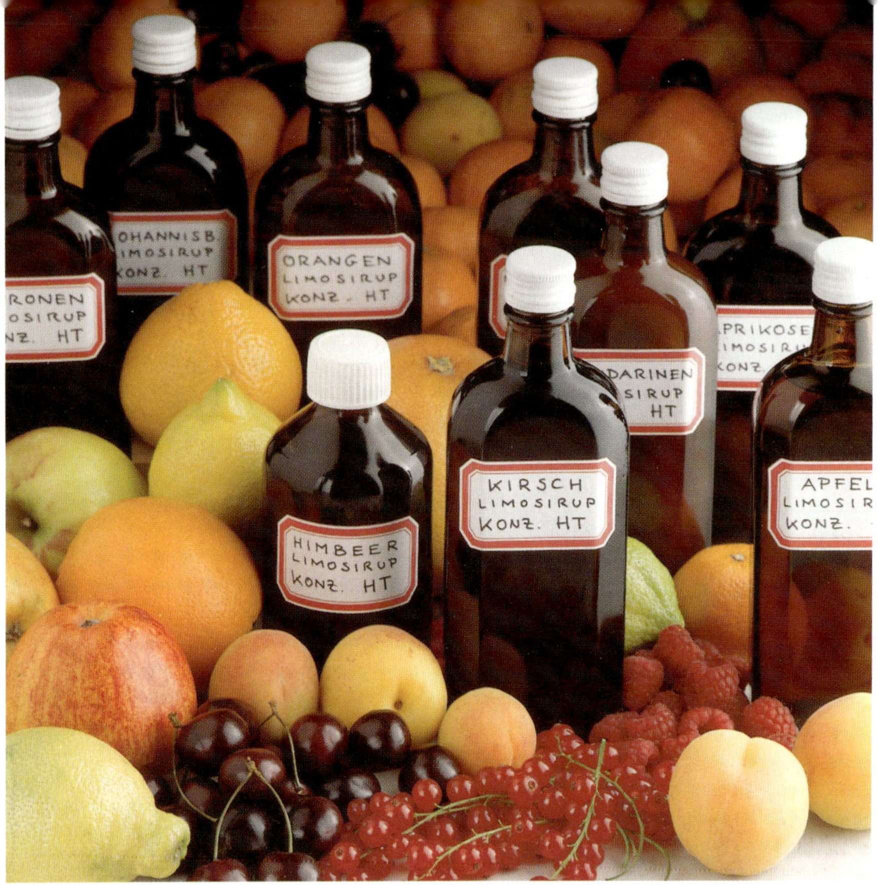

Abb. 8: Vielseitig einzusetzen, wenn die Zugabe von Zucker vermieden werden soll: Die Frusips der Hobbythek mit ihren verschiedenen Geschmacksrichtungen.

Das Leitungswasser kann auch mit entsprechenden Kohlensäureautomaten zum Sprudeln gebracht werden.

Frusips enthalten nur natürliche Fruchtzucker, daher sollten sie unter Umständen noch gesüßt werden. Der kalorienärmste, zahnschonendste und gesündeste Weg ist die Verwendung von Süßstoff. Sie können aber ebenso Apfelsüße HT oder Honig verwenden. Frusips sind frei von Konservierungsstoffen, und trotzdem halten sie sich, auch in der geöffneten Flasche, bis zu 2 Jahren. Frusips gibt es in etwa 40 Geschmacksrichtungen. Eine ausführliche Beschreibung mit vielen Rezepten finden Sie im Hobbythekbuch „Gesund genießen mit Früchten und Getränken".

Natürliches Lebensmittelaroma HT

Für dieses Produkt haben wir besonders hochwertige Lebensmittelaromen ausgesucht, die nur aus natürlichen Substanzen bestehen und einen hervorragenden Geschmack ergeben. Auch hier gibt es verschiedene Sorten wie Vanille, Schokolade, Karamel, Kaffee usw. Sie lassen sich vielseitig in der Küche zu Desserts, Milchshakes, im Müsli sowie zur Herstellung von Süßigkeiten, zum Backen usw. einsetzen.

Xanthan

Xanthan bildet ein Gel und wirkt in unserem Körper als Ballaststoff. Es gehört in die Gruppe der Kohlenhydrate. Es ist ein stärkeähnlicher Stoff, der bei der Fermentation (Gärung) eines bestimmten Mikroorganismus erzeugt wird. Nach dem Gärungsprozeß wird das Xanthan in Alkohol ausgefällt, anschließend getrocknet und gemahlen und dadurch zu einem weißen Pulver. Mit einem Meßlöffel Xanthan auf 100 ml Wasser läßt sich bereits ein Gel herstellen.
Die Hobbythek hat Xanthan schon in vielen Rezepten für Kosmetik und Ernährung verwendet. Es ist absolut geschmacksneutral, wirkt auch in sauren Salatsaucen und läßt sich einfrieren. Xanthan ist allerdings bei weitem nicht so quellfähig wie Konjacmehl.

Reinlecithin P

Reinlecithin P ist reines Sojalecithin in Pulverform. Lecithine sind besondere

Fette, die auch als Phospholipide bezeichnet werden. Sie sind in allen menschlichen Zellen enthalten. Lecithine bilden das Grundgerüst der Zellmembranen, die die Körperzellen nach außen hin abschirmen. Sie können Fettstoffwechselstörungen günstig beeinflussen, arbeiten wirksam gegen zuviel Fett im Blut oder in der Leber und können den Cholesterinspiegel senken. Diese Aufgaben erfüllt Lecithin u.a. deshalb, weil es eine Emulgatorwirkung hat, das heißt, daß es Fett und Wasser miteinander verbinden kann. Das Reinlecithin P empfehlen wir besonders zum Backen: Brot und Brötchen gelingen mit Lecithin wesentlich besser, besonders wenn Sie mit Vollkornmehl backen.

Fluidlecithin Super
Dies ist ein hochwertiges Lecithin (Cholinlecithin), zu 50 % gelöst in Sojaöl und somit flüssig.

Weizenkleber HT
Weizenkleber ist ein natürlicher Bestandteil des Weizenmehls, der bei der Gewinnung von Weizenstärke übrigbleibt. Weizenkleber, der auch Gluten genannt wird, besteht zum größten Teil aus pflanzlichem Eiweiß. Es ist eine Kombination der Aminosäuren Glutamin und Prolin. Menschen, die an Zöliakie leiden, dürfen kein Gluten essen. Für alle anderen ist es aber ein ganz normaler Nahrungsbestandteil. Gluten ist in fast allen Getreidesorten enthalten, mit Abstand am meisten aber im Weizen. Die bessere Qualität des Hartweizens, auch Durumweizen genannt, der mehr Sonne braucht und im Mittelmeerraum gedeiht, ist hauptsächlich auf seinen höheren Gehalt an Gluten zurückzuführen.

Unter der Zugabe von Weizenkleber HT können Sie Vollkornbrote backen, die schön hoch aufgehen, und elastische Nudeln ganz ohne Ei herstellen. Aufgrund seiner vielfältigen Einsatzmöglichkeiten und der Tatsache, daß er die Mehlqualität verbessert, verwenden wir Weizenkleber in vielen Rezepten (vgl. *Seite 80 ff.*).

Milchsäurebakterien – unsere winzigen Freunde

Milchsäurebakterien sind weitverbreitete Mikroorganismen, die in vielen Nahrungsmitteln vorkommen, besonders aber in Gärungsprodukten wie Sauerkraut, Joghurt, Sauerteig etc. Sie sind aber auch im menschlichen Körper, zum Beispiel im Darm oder auch auf unserer Haut zu finden. Kurz gesagt, Milchsäurebakterien sind fast allgegenwärtig und fast immer gern gesehene Gäste. Egal, ob sie den Weißkohl ansäuern und damit zu haltbarem Sauerkraut werden lassen, den Säureschutzmantel unserer Haut aufrechterhalten oder die Darmschleimhaut besiedeln, ihr Wirken ist dem Menschen meist von Nutzen (vgl. *Seite 15 ff.*).
Alle Milchsäurebakterien haben eines gemeinsam: Sie vergären Kohlenhydrate zu Milchsäure und sind so am Abbau der Ballaststoffe im Dickdarm beteiligt. Die gesunde Darmflora besteht zu einem großen Teil aus Milchsäurebakterien, die u.a. die Ansiedlung und das Wachstum unerwünschter Bakterienstämme hemmen oder gar verhindern. *Lactobacillus acidophilus* siedelt im Dünndarm, während Bifidobakterien überwiegend im Dickdarm vorkommen.

Neu ist die Erkenntnis, daß Milchsäurebakterien dazu beitragen, daß der menschliche Körper eine geringere Anfälligkeit gegen Infektionskrankheiten aufbauen kann. Das gleiche gilt für Allergien und Hauterkrankungen. Sowohl *Lactobacillus acidophilus* als auch Bifidobakterien stärken das Immunsystem, indem sie die Immunwirkung des Darmes stimulieren, und wirken so sogar krebsvorbeugend. Einige Lactobacillus-Arten können auch Nitrosamine abbauen, die normalerweise speziell im Magen ihre krebserregende Wirkung entfalten. Einige Arten von Milchsäurebakterien können – wenn sie mit der Nahrung aufgenommen werden – den Magen passieren und sich im Darm vermehren. Dazu gehören z. B. *Lactobacillus acidophilus*, *Bifidobacterium bifidum, Lactobacillus casei* und andere.
In Japan schon lange im Handel, sind vergleichbare Produkte bei uns erst seit 1995 auf dem Markt. Empfehlenswert sind sie auf jeden Fall, aber leider auch teuer. Deshalb erfahren Sie ab *Seite 85*, wie Sie Ihren Joghurt mit den erwähnten Kulturen selbst herstellen können.

Krankheiten im Verdauungstrakt und Ernährungsempfehlungen

Unser größtes Organ kann von den unterschiedlichsten Krankheiten befallen werden. Oft liegen die Ursachen dafür in einer falschen oder unausgewogenen Ernährung. Doch können auch ererbte Veranlagung oder psychischer Streß das Leiden hervorrufen. Darm und Psyche scheinen ohnehin in sehr enger Verbindung zu stehen. So schlagen einem beispielsweise Dinge auf den Magen, oder einem wird schlecht vor Aufregung. Schlimme Krankheiten sind die Magersucht und die Bulimie, die sogenannte Freß-Brech-Störung, die fast ausschließlich auf psychische Gründe zurückgeführt wird. Die Opfer dieser Krankheit, meist sind es junge Frauen, fühlen sich unattraktiv und zu dick, obwohl sie in Wirklichkeit eher unter Untergewicht leiden. Diese Menschen müssen dringend medizinisch und psychotherapeutisch behandelt werden. Wichtig für sie ist, wieder ein gesundes Verhältnis zum Essen zu entwickeln. Schmackhafte und ballaststoffreiche Kost kann dies unterstützen und dabei mithelfen, die Verdauung wieder zu normalisieren.

Zwölffingerdarmgeschwür (Ulcus duodeni)

Da der Zwölffingerdarm direkt an den Magen anschließt, sind oft die gleichen oder ähnliche Ursachen für Magen- und Zwölffingerdarmgeschwüre verantwortlich. Die gesteigerte Säure- und Pepsinproduktion des Magens, eine beschleunigte Entleerung des Mageninhalts in den Darm und damit verbunden die gestörte Säureneutralisation im Darm sind neben einer Infektion mit dem *Helicobacter pylori* (vgl. *Seite 43*) die Hauptursachen für das Zwölffingerdarmgeschwür. Die Magensäfte reizen die empfindliche Darmhaut und führen schließlich zur Entstehung des Geschwürs. Erstaunlicherweise verspüren die Betroffenen nach der Nahrungsaufnahme eine Schmerzlinderung. Das liegt daran, daß der leere Darm durch die sogenannte Nüchternsekretion empfindlicher ist und so mehr Schmerzen verursacht. Man spricht dabei vom Spät- oder Nachtschmerz. Der Nahrungsbrei dagegen hüllt die Darmschleimhaut schützend ein.

Das Zwölffingerdarmgeschwür ist gefährlicher als ein Magengeschwür, weil hinter dem Zwölffingerdarm große Blutgefäße verlaufen, und diese bei einem Geschwürdurchbruch schwere Blutungen verursachen können. Das Zwölffingerdarmgeschwür tritt häufiger bei Männern auf, und zwar im jüngeren bis mittleren Lebensalter. In diesem Lebensabschnitt wird bei vielen Menschen die berufliche Karriere in Angriff genommen. Vermutlich sind es der damit verbundene Streß und die Hektik, die sich dann im Darmgeschwür niederschlagen. Eine wichtige Verhaltensregel bei Darmgeschwüren besteht deshalb in der Streßbewältigung. Streß an sich schadet nicht, aber es müssen zwischendurch Ruhepausen eingelegt werden. Nehmen Sie sich Zeit, die Füße und die Seele baumeln zu lassen. Oft reichen zwischendurch 5 bis 10 Minuten. Auch wenn dies zunächst unmöglich erscheint, gibt es doch fast immer einen Weg. Unterstützen Sie Ihren Darm mit Schonkost und Kräutertee.

Helicobacter pylori – Überlebenskünstler und schleichende Gefahr für Magen und Zwölffingerdarm

Noch vor wenigen Jahren war die Bakterie *Helicobacter pylori* den meisten Ärzten völlig unbekannt. Früher hatte sie auch einen anderen Namen. Man nannte sie *Campylobacter pyloridis*. Daran erkennen Sie, daß inzwischen tatsächlich Neuland betreten worden ist. Die Experten ahnten damals noch nicht, daß eine Bakterie für die wohl häufigste Zwölffingerdarm- und gleichzeitig auch Magenerkrankung verantwortlich ist. Übersäuerter Magen, saures Aufstoßen, Magenreizungen bis hin zu Entzündungen und Geschwüren des Zwölffingerdarms wurden eher psychischen Ursachen und einer hektischen Lebensweise zugeschrieben als einem bakteriellen Infekt. Da das Krankheitsbild extrem häufig anzutreffen ist – fast jeder dritte leidet daran –, nahm man den Zustand der chronisch Magenkranken als gegeben hin. Ganze Pharmazweige lebten vom Verkauf der entsprechenden Magenmittel, die aber nur Symptome, nicht die eigentliche Ursache bekämpfen konnten, eben weil der Erreger unbekannt war. Dabei hat die Bakterie eine erfolgreiche Methode gefunden.

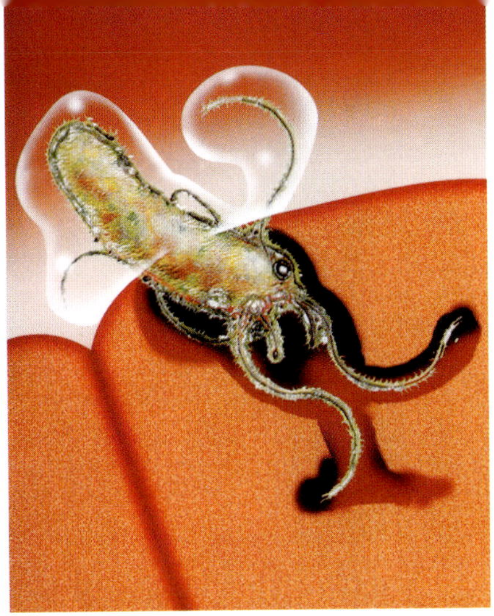

Abb. 1: Erst seit kurzem weiß man, daß die Bakterie Helicobacter pylori für eine große Zahl von Beschwerden und Erkrankungen im Magen und Zwölffingerdarm verantwortlich ist.
Sie nistet sich in der Schleimhaut ein und kann dort unter Umständen lebenslang überdauern.

Normalerweise sterilisiert die Magensäure die Nahrung, Bakterien und andere Keime überleben den Säureangriff im Magen nicht. Doch *Helicobacter pylori* hat eine besonders erfolgreiche Strategie entwickelt. Sie lebt tief verborgen in der zähen Schleimschicht der Magenwand und im Zwölffingerdarm. Als Stoffwechselprodukt scheidet sie u. a. Ammoniak aus, mit dem sie das saure Milieu der Umgebung neutralisiert. Die spiralförmige Bakterie bleibt unter Umständen Jahrzehnte oder sogar lebenslang in die Magenschleimhaut eingenistet und kann sogar Magen- und Darmkrebs auslösen.
Leider ist die Untersuchung auf *Helicobacter pylori* ziemlich unangenehm. Voraussetzung waren bis vor kurzem nämlich eine Magenspiegelung und eine Magenbiopsie. Bei dieser Biopsie wird ein winziges Stück der Magenwand herausgeknipst. Diese Gewebeprobe wird im Labor auf eine Helicobacterinfektion untersucht. Mit dem sogenannten HUT-Test (Helicobacter Urease Test) wird ein Stoffwechselprodukt der Helicobacter-Bakterien, nämlich Ammoniak, nachgewiesen. Dieses entsteht bei der enzymatischen Spaltung von Harnstoff, die Helicobacter mit dem Enzym Urease betreibt. Der entstehende Ammoniak wird über einen Indikatorstoff im Testset angefärbt und liefert so den Erregernachweis.
Diese aufwendige, aber auch unangenehme Untersuchung gibt ein eindeutiges Ergebnis. Vor kurzem kam nun ein weiterer Test auf den Markt, der sichere Ergebnisse anzeigt, der die Magenbiopsie überflüssig macht und außerdem ohne radioaktiv markiertes Material auskommt. Es handelt sich um einen Bluttest, bei dem Antikörper auf *Helicobacter pylori* nachgewiesen werden.
Der menschliche Körper bildet prinzipiell gegen alle infektiösen Erreger spezielle Antikörper, so auch gegen *Helicobacter*

pylori. Diese Antikörper finden sich im Blut des Infizierten. Ein Antikörpernachweis gilt damit gleichzeitig als Infektionsnachweis. Sollte Ihr Arzt Ihnen bei Verdacht auf eine Infektion mit Helicobacter die alte aufwendige Untersuchung vorschlagen, so fragen Sie ihn einfach nach dieser neuen Möglichkeit. Vermutlich bleibt Ihnen dann eine Biopsie erspart.

Sollten Sie tatsächlich infiziert sein, ist eine Behandlung dringend angesagt. Auch wenn wir die leichtfertige Gabe von Antibiotika strikt ablehnen, scheint es in diesem Fall jedoch noch keine Alternative zu geben. Für Ihre jetzige und zukünftige Gesundheit ist die Behandlung dringend notwendig. Die Therapie mit Antibiotika kann durch Wismutsalze gut unterstützt werden. In vielen alten Magenpulvern waren diese Wismutverbindungen als Wirkstoff enthalten, vermutlich fiel den Menschen auf, daß ihr Magen- und Zwölffingerdarmleiden, dessen Ursache sie ja gar nicht kannten, durch Wismutsalze gelindert wurde. Auch wir haben Wismutgallat in unserem Magen-Darm-Pulver zugesetzt (*siehe unten*).
Zur Zeit arbeiten Forscher an einem Impfschutz gegen *Helicobacter pylori*, so daß man sich vermutlich in einigen Jahren mit einer Schluckimpfung vor der Infektion schützen kann.

Magen-Darm-Katarrh (Gastroenteritis)

Fast jeden von uns hat diese oft harmlose, aber dennoch extrem unangenehme Krankheit schon einmal heimgesucht. Übelkeit und Erbrechen, starke krampfartige Schmerzen, oft wasserdünne Durchfälle, dazu Kopf- und Muskelschmerzen, das sind die typischen Beschwerden. Auslöser für die Magen-Darm-Grippe sind Viren oder Bakterien, die zuvor mit der Nahrung aufgenommen wurden. Die typische Sommerdiarrhoe wird beispielsweise häufig durch sogenannte Enteroviren verursacht und äußert sich meist als Durchfall. Magen-Darm-Katarrhe lassen sich mit Kamillen- oder Kräutertee lindern. Essen Sie Schonkost, um den Magen langsam wieder an Nahrung zu gewöhnen (vgl. *Seite 70*). Ein harmloses, aber wirksames Mittel gegen Durchfall und Infekte des Magen-Darm-Wegs sind Kohlekompretten (vgl. *Seite 71*).

Magendrücken und saures Aufstoßen

Magen-Darm-Pulver waren in der Vergangenheit sehr beliebt. Heute werden fast alle Wirkstoffe in Tabletten gepreßt. Wir meinen, daß das gute alte Pulver immer noch seine Daseinsberechtigung hat. Außerdem können wir dies im Gegensatz zu Tabletten auch gut selbst herstellen. Wir werden uns bemühen, daß Sie die Zutaten entweder fertig oder als Set mit vorgewogenen Zutaten kaufen können (vgl.

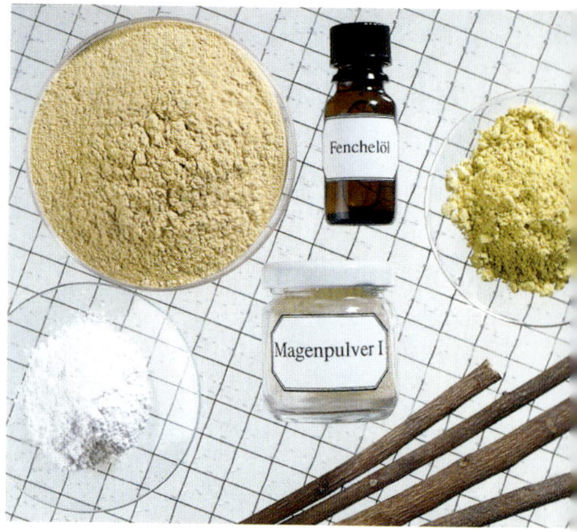

Abb. 2: Das Magen-Darm-Pulver ist schnell hergestellt. Es zeigt eine gute Wirkung gegen Beschwerden, die durch den Erreger Helicobacter pylori ausgelöst werden.

Bezugsquellennachweis). Hier nun die Bestandteile:

Magen-Darm-Pulver

20 g	gepulverte Süßholzwurzel
10 g	gebrannte Magnesia (MgO)
2,5 g	Wismutgallat
5 Tr.	Fenchelöl

Wismutgallat ist in der Vergangenheit als Schwermetall in Verruf geraten, ist aber in Magen-Darm-Pulvern heute weitgehend rehabilitiert, da es eine Wirkung gegen den gefürchteten Erreger *Helicobacter pylori* zeigt. Süßholz gibt dem Pulver nicht nur einen angenehmen Geschmack nach Lakritz, sondern wirkt auch entkrampfend und entzündungshemmend und hat so einen günstigen Einfluß auf Magen- und Zwölffingerdarmgeschwüre. Fenchelöl wirkt genau wie Fenchelfrüchte entkrampfend. Es kann auch bei Magenschleimhaut- und Zwölffingerdarmentzündungen Hilfe leisten. *Herstellung:* Die Pulver zusammengeben und intensiv mischen, am besten erfolgt die Verteilung in einem Mörser. Fenchelöl auf das Pulver tropfen und verteilen. Im Gläschen mit braunem Glas aufbewahren. Nehmen Sie bei Bedarf einen $\frac{1}{2}$–1 Teelöffel ein, benutzen Sie das Pulver jedoch nicht im Dauergebrauch.

Nahrungsmittelallergien des Darms (Enteritis allergica)

Genau wie andere Organe, kann auch der Darm allergisch auf bestimmte Stoffe reagieren. Die Symptome der Nahrungsmittelallergien zeigen sich allerdings in erster Linie auf der Haut. In zweiter Linie treten sie in den Atemwegen auf, als Asthma, als Katarrh der Nasenschleimhaut (Rhinitis) oder als Kehlkopfödem. Erst an dritter Stelle verursachen sie Beschwerden in den Verdauungsorganen. Manche Menschen zeigen sofort nach dem Verzehr eines Nahrungsmittels Symptome, wie etwa Brennen oder Schwellung der Mundschleimhaut, Übelkeit, Erbrechen und Durchfall. Dadurch lassen sich Allergien verhältnismäßig leicht entdecken. Andere Arten von Nahrungsmittelallergien sind wesentlich schwieriger zu erkennen, denn wenn erst Stunden nach dem Verzehr Beschwerden auftreten, wird eine Zuordnung sehr schwierig. In der Hälfte der Fälle ist rohes Gemüse der Allergieauslöser, zum Beispiel Sellerie, frische Gurken, aber auch Karotten, Fenchel, Petersilie oder sogar Spargel. Mit 15–20 % sind Fisch, Eier und Milch beteiligt, allergenes Potential steckt auch in Gewürzen. Durch Kochen oder Säuern (zum Beispiel saure Gurken) werden manche Allergene inaktiviert, denn oft sind es Enzyme oder Eiweißsubstanzen, die die Allergie auslösen. Für empfindliche Menschen empfiehlt sich grundsätzlich, Gemüse abzukochen, denn der Verzehr von viel Rohkost kann das Auftreten von Allergien begünstigen.
Neben der echten Allergie kommt es manchmal auch zu pseudoallergischen Reaktionen. Diese können u. a. durch Konservierungsstoffe, Glutamat, Salicylate, Lebensmittelfarbstoffe u. ä. ausgelöst werden. In erster Linie sind es Histamine, die durch diese Stoffe im Körper freigesetzt werden, dadurch entstehen Symptome, die denen einer Allergie gleichen.

Allergiker können sich heute über spezielle Allergietests informieren, auf welche Lebensmittel sie allergisch reagieren. Solche Diagnosen werden mittels Hauttests oder spezieller Bluttests, bei denen Antikörper im Serum nachgewiesen werden, die der Körper als allergische Reaktion gebildet hat, gestellt. Der Betroffene muß dann natürlich jede Substanz meiden, auf die er allergisch reagiert. Eventuell dadurch entstehende Vitamin- oder Mineralmangelsituationen sollten durch Vitamin- bzw. Mineralpulver (vgl. *Seite 38*) ausgeglichen werden.

Morbus Crohn und Colitis ulcerosa

Diese beiden Erkrankungen werden nach heutigem Erkenntnisstand nicht durch Infektionskeime verursacht. Die Gründe für diese chronischen Darmentzündungen sind bisher nicht bekannt. Da in den modernen Industrienationen diese Krankheiten weitaus häufiger auftreten als in den armen Ländern unserer Erde, spielen vermutlich Ernährung und Umwelteinflüsse eine Rolle bei der Krankheitsentstehung. Außerdem sind die beiden Darmleiden in verschiedenen Bevölkerungsgruppen unterschiedlich stark verbreitet. So erkranken weiße Amerikaner weitaus häufiger als schwarze. Es werden auch erbliche Faktoren als Ursache für diese entzündlichen Darmkrankheiten angenommen. Außerdem sollen psychische Aspekte, insbesondere Streß, eine Rolle spielen. Beide Krankheiten verlaufen in Krankheitsschüben, die leichte, schwere oder sogar blutige Durchfälle verursachen. Zwischen den Krankheitsschüben treten kaum oder keine Symptome auf. Während sich Colitis ulcerosa ausschließlich auf den Dickdarm beschränkt, ist bei Morbus Crohn auch der Dünndarm,

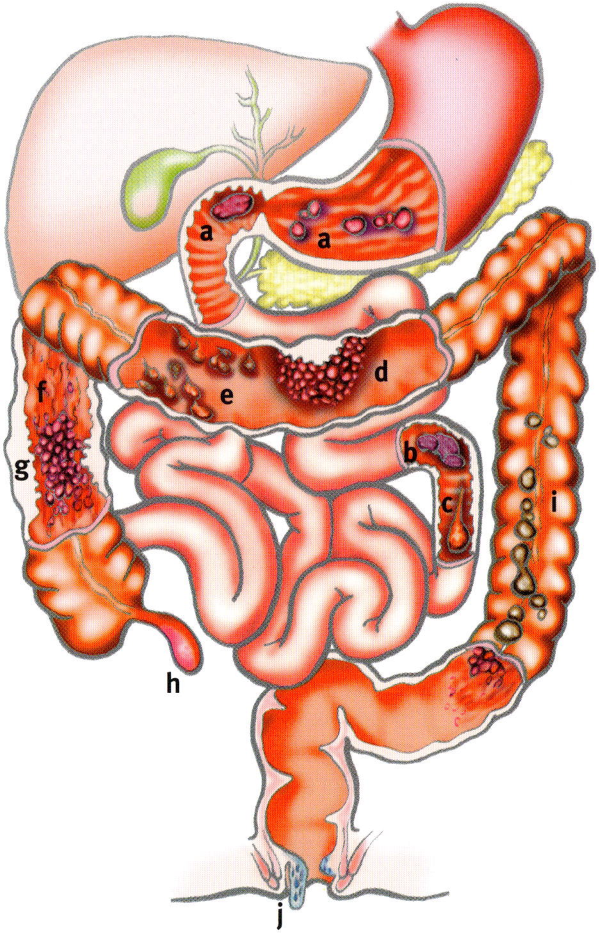

Abb. 3: Im gesamten Magen-Darm-Bereich können jeweils typische Krankheiten auftreten: (a) Der Erreger Helicobacter pylori setzt sich in der Magenschleimhaut fest, manchmal sogar im oberen Dünndarm, und kann zu Magen- bzw. Zwölffingerdarmgeschwüren führen; (b) und (c) Dünndarmgeschwür; (d) Dickdarmkrebs; (e) Dickdarmpolypen; (f) Colitis ulcerosa (nur auf den Dickdarm beschränkt); (g) Morbus Crohn (kann im gesamten Verdauungstrakt auftreten); (h) Blinddarmentzündung; (i) Divertikulose; (j) Hämorrhoiden.

im Extremfall der gesamte Verdauungsapparat bis hin zum Mund, betroffen. Da hier die Nahrungsaufnahme im Dünndarm gestört ist, kommt es häufig zu Mangelerscheinungen und Gewichtsabnahme.
Beide Krankheiten werden häufig mit Cortisonen und anderen stark wirksamen Medikamenten behandelt. Da sich Colitis auf den Dickdarm beschränkt, wird dieser in schweren Fällen operativ entfernt. Der Patient gilt dann als „geheilt", da keine Symptome mehr auftreten. Während der akuten Schübe von Colitis ulcerosa und Morbus Crohn wird empfohlen, auf Ballaststoffe und blähende Kost zu verzichten, da der Darm so wenig wie möglich beansprucht werden sollte. Ballaststoffarme Kost, die nach der persönlichen Verträglichkeit ausgesucht werden sollte, und geriebene Äpfel scheinen geeignet zu sein. Im Extremfall kann auch die ballaststofffreie Astronautenkost aufgenommen werden. Zwischen den Krankheitsschüben können sich die Betroffenen weitgehend normal ernähren. Morbus Crohn kann zudem durch eiweißreiche und fettarme Nahrung günstig beeinflußt werden. Einige Untersuchungen in jüngster Zeit weisen darauf hin, daß sich 5 g Omega-3 Fettsäuren, zum Beispiel im Fischöl enthalten, täglich eingenommen günstig auf beide Krankheiten auswirken. Auf Tomatenschalen und Orangen sollte dagegen besser verzichtet werden, da sie die Darmwand reizen.

Morbus Crohn und Colitis ulcerosa sind schwere Darmerkrankungen, die im Extremfall sogar zum Tod führen können. Sie gehören unter ärztliche Aufsicht. Die moderne medizinische Behandlung zeigt in der Regel Erfolg, so daß die Lebenserwartung der Betroffenen heute nicht mehr eingeschränkt ist.

Blinddarmentzündung (Appendix)

Bei einer Blinddarmentzündung treten Schmerzen im rechten Unterbauch auf. Typisch für die Krankheit ist auch, daß die Bewegung des rechten Beines weh tut. Manchmal äußert sie sich in Form von Magenschmerzen. Als Symptome kommen gelegentlich noch Übelkeit und Erbrechen dazu. Eine Blinddarmentzündung ist nicht nur schmerzhaft, sondern sie kann auch lebensbedrohlich werden. Wenn der entzündete Wurmfortsatz nämlich nicht rechtzeitig entfernt wird, kommt es zum sogenannten Blinddarmdurchbruch, sprich, die Darmwand grenzt nicht länger die „Innenwelt" des Körpers von der „Außenwelt" im Darmlumen ab. Bakterien und Nahrungsbrei gelangen ins Blut und verursachen dort eine lebensgefährliche Blutvergiftung, die leider oft zum Tode führt, weil selbst von Fachleuten häufig eine falsche Diagnose gestellt wird. Auf diese Weise ist zum Beispiel kürzlich der Kölner Kunstmäzen Peter Ludwig ums Leben gekommen.

Verstopfung (Obstipation)

Sie leiden an Verstopfung, wenn Sie seltener als alle drei Tage Stuhlgang haben. Neben mangelnder Bewegung und falscher Ernährung können natürlich auch organische Ursachen vorliegen. Darmpolypen oder Darmkrebs beeinträchtigen die Verdauung und die Darmfunktionen so stark, daß es zu Verstopfung kommen kann. Auch starke Hämorrhoiden oder Analfissuren tragen unter Umständen zur Verstopfung bei. Da das Kotabsetzen bei den Betroffenen häufig so starke Schmerzen verursacht, halten diese den Stuhl zurück und werden verstopft. Manche Medikamente bedingen als Nebenwirkung eine Verstopfung. Das Opiumalkaloid Codein, das in einigen Hustenmitteln zu finden ist, führt nach längerer Einnahme zu schwereren Verstopfungen.

Wichtig: Sobald man den Drang zur Darmentleerung spürt, sollte man zur Toilette gehen. Verschiebt man das, so kann es einige Stunden dauern, bis der Darm ein neues Signal gibt. Wird es regelmäßig ignoriert, so kann auch auf diese Weise eine chronische Verstopfung entstehen. Viele Menschen bestehen auf einer täglichen Darmentleerung, wenn das auf natürlichem Wege nicht klappt, greifen sie zu Abführmitteln, von denen der Darm dann mit der Zeit abhängig wird (vgl. *Seite 60 ff.*).
Wenn die Darmentleerung grundsätzlich nur durch starkes Pressen möglich und der Stuhl eindeutig zu hart ist, wird das ebenfalls als Verstopfung empfunden. Bei sehr geringen Stuhlgewichten – unter 100 g pro Tag – wird der Kot oft sehr fest und in Form von runden Kügelchen (Kötteln) ausgeschieden. Bei solchen Symptomen ist dringend eine Ernährungsumstellung anzuraten.
Die meisten Verstopfungen beruhen auf reinen Funktionsstörungen des Dickdarms. Andere organische Ursachen müssen selbstverständlich umgehend vom Arzt behandelt werden. Die am häufigsten verbreitete Verstopfung, die durch Darmträgheit entsteht, sollte zunächst mit einer Ernährungsumstellung behandelt werden. Die Wissenschaftler gehen heute davon aus, daß die falsche Ernährung in den Industrienationen Schuld daran trägt, daß soviel Mißbrauch mit Abführmitteln getrieben wird.
Ballaststoffe fördern auf völlig natürliche Weise die Verdauungstätigkeit, verbessern die Durchblutung des Darms und regen ihn zu immer neuer Tätigkeit an.

Negative Auswirkungen von Abführmitteln auf den Körper

In Deutschland klagen über die Hälfte aller Erwachsenen über Verstopfung, die Umsätze für Abführmittel liegen bei etwa 150 Millionen DM. Frauen verwenden deutlich mehr Abführmittel als Männer. Bei längerem Gebrauch führen die Medikamente zum Verlust von Mineralstoffen und Spurenelementen, speziell auch zu Kaliummangel, und zu einer Schädigung der Darmflora.
Außerdem wird der Darm immer träger. Er gewöhnt sich nicht nur an die Abführmittel, sondern wird sogar abhängig von diesen Medikamenten. Deshalb werden mit der Zeit immer stärkere Darmreize notwendig, um eine Wirkung zu erzielen, die Dosis der Abführmittel muß ständig gesteigert werden.
Über die verschiedenen Abführmittel und ihre Gefahren berichten wir ausführlich in dem Kapitel „Therapievorschläge und Rezepte" (vgl. *Seite 54 ff.*).

Blähungen (Flatulenz)

Blähungen werden immer als unangenehm empfunden, sowohl der wie eine Trommel gespannte Bauch als auch der reichliche Abgang von Darmgasen. Blähungen können auch kurzzeitig verstärkt auftreten, wenn man seine Nahrung auf mehr Ballaststoffe umstellt. Dies ist aber kein Dauerzustand, da sich die Darmflora bald auf die andere Nahrung einstellt. Besonders Hülsenfrüchte, hier vor allem Bohnen, sind dafür bekannt, Blähungen zu erzeugen. Die darin enthaltenen Ballaststoffe werden im Dickdarm von den Darmbakterien vergoren (vgl. *Seite 15 f.*). Die Ursache kann auch ein zu hoher Anteil an Fäulnisbakterien wie *Escherichia coli* sein.

Die Hobbythek empfiehlt gegen Blähungen ein altes Hausmittel, den Kümmelsamen. Als Tee getrunken, hat er eine relativ geringe Wirkung, doch ätherisches Kümmelöl hat bei Blähungen, tropfenweise eingenommen, eine hervorragende Wirksamkeit. Allerdings stört der etwas unangenehme und sehr scharfe Geschmack. Deshalb raten wir zum Einreiben. Am besten reiben Sie 1–2 Tropfen auf die Fußsohlen. Von dort dringen sie am besten in den Körper.
Wenn nach einer Viertelstunde noch keine Linderung eintritt, sollten Sie die Prozedur noch 1–2mal wiederholen. Essen Sie regelmäßig Joghurt mit lebenden Milchsäurebakterien, um Ihre Darmflora zu verbessern (vgl. *Seite 41 u. 85 ff.*).
Kocht man Hülsenfrüchte wie Bohnen, sollte man nie das Bohnenkraut dazu vergessen. Geben Sie es reichlich zu, dann werden Sie weniger Probleme mit den „Tönchen" haben.

Reizdarm (Irritables Kolon)

Typische Symptome für einen Reizdarm sind krampfartige Schmerzen, dazu kommen entweder Durchfall oder Verstopfung und auch eine vermehrte Schleimproduktion im Darm. Meist sind es Unverträglichkeitsreaktionen auf bestimmte Nahrungsmittel wie zum Beispiel Kaffee, rohes Obst und Gemüse, Milch, Alkohol usw. Natürlich sollten Sie die Lebensmittel, auf die Sie empfindlich reagieren, meiden. Bei Verstopfung hilft ballaststoffreiche Kost (vgl. *Seite 75 ff.*), bei Durchfall sollten Sie Tee (vgl. *Seite 70*) trinken und Schonkost (vgl. *Seite 70*) zu sich nehmen.
Eine hervorragende Hilfe bietet die Aromatherapie: Erwachsene und Kinder ab 12 Jahren nehmen täglich einen Tropfen Pfefferminzöl (*Mentha piperita*) in Wasser oder in einer Gelatinekapsel (vgl. *Seite 52*) zu sich.

Divertikelkrankheit (Divertikulose)

Bei dieser Krankheit stülpt sich die Schleimhaut des Dickdarms an etlichen Stellen nach außen. Sie entsteht überwiegend bei ballaststoffarmer Ernährung. Durch den großen Druck, mit dem der Dickdarm kleine harte Stuhlmengen vorwärtsbewegen muß, bilden sich über längere Zeit hinweg Ausstülpungen an der Darmwand. Symptome treten häufig nicht auf. Kotreste in den Ausstülpungen (Divertikel) können sich jedoch entzünden, dann kommt es zur Divertikulitis, die Schmerzen im Darm verursacht. Sie kann lebensbedrohliche Formen annehmen, wenn ein entzündeter Divertikel perforiert.

Bis zu 50 % aller Menschen in unseren Industrienationen sollen eine Divertikulose haben. Sie läßt sich ganz einfach durch ausreichende Mengen von Ballaststoffen in der Nahrung vermeiden. Es wird empfohlen, täglich zusätzlich Weizenkleie mit viel Flüssigkeit einzunehmen, so lassen die Beschwerden nach, die Ausstülpungen bleiben allerdings bestehen.
Wer Divertikulose hat, leidet meist gleichzeitig unter Hämorrhoiden oder auch Analfissuren (vgl. *Seite 53*). Diese bessern sich bei ballaststoffreicher Kost auf jeden Fall. Richtige Ernährung ist hier die beste Vorbeugung.

Dickdarmpolypen

Das sind Schleimhautwucherungen, die praktisch das Gegenteil der Ausstülpungen bei der Divertikelkrankheit darstellen. Polypen können im Gegensatz zu den Divertikeln aber bösartig werden, es kann ein Tumor daraus entstehen.

Deswegen werden Polypen, wenn sie diagnostiziert sind, operiert. Als Ernährungsempfehlung gilt auch hier: Unbedingt reichlich Ballaststoffe auf den Speiseplan setzen, das ist die beste Vorsorge.

Dickdarmkrebs (Kolonkarzinom)

Dickdarmkrebs tritt besonders häufig bei den Bewohnern der Industrienationen auf. Diese Tatsache deutet auf einen Zusammenhang zwischen der Ernährung und dieser Krebsart hin. Als Risikofaktoren gelten ein hoher Fleischanteil in der Nahrung, aber auch generell tierische Eiweiße und bestimmte Fette. Bei der Eiweißverdauung entstehen Ammoniumionen im Dickdarm, deren zellschädigende Eigenschaften dort Krebs hervorrufen können.
Mit Ballaststoffen können Sie diesem Krebsrisiko entgegenwirken. Die durch Ballaststoffe verbesserten Fermentationsbedingungen führen zu einer erhöhten Stickstoffausscheidung und wirken auf diesem Weg der Entstehung der gefährlichen Ammoniumionen entgegen. Ballaststoffe und komplexe Kohlenhydrate haben eine enorm wichtige Aufgabe zur Vorbeugung gegen den Dickdarmkrebs. Sie binden etliche krebserzeugende Stoffe und machen sie unschädlich.
Beim Fett spielt die Zusammensetzung der verschiedenen Fettsäuren eine wichtige Rolle. Ernährungswissenschaftler empfehlen pflanzliche Öle mit gesättigten und einfach gesättigten Fettsäuren (vgl. *Seite 28*). Den Omega-3-Fettsäuren, die Sie in sogenannten Fettfischen, wie zum Beispiel Hering, Makrele und Dorsch, aber auch in Fischölkapseln finden, wird eine Schutzfunktion gegen Darmkrebs zugeschrieben. Weitere Schutzfunktionen üben Calcium, Selen, Vitamin C und das Beta-Carotin aus (vgl. *Seite 28 u. 37*). Hier, wie auch bei anderen Krebsarten, erzielen naturheilkundlich orientierte Ärzte gute Ergebnisse mit Mistelpräparaten als Sekundärtherapie.

Durchfall (Diarrhoe)

Die Ursachen, die zu einer Durchfallerkrankung führen, sind vielfältig. Die wohl harmloseste ist eine anstehende Prüfung oder ein anderes, für uns wichtiges Ereignis. Die Aufregung bringt sozusagen unseren Darm auf Trab, und so hat schon mancher Prüfling seine letzten Minuten vor dem Test auf der Toilette zugebracht. Auch Angst kann zu einer spontanen Darmentleerung führen, das spiegelt sich schon in der Volksweisheit wider, daß sich jemand „vor Angst in die Hosen geschissen hat".

Durchfall ist häufig nur eine kurzfristige Störung, die nach 1–2 Tagen wieder vorbei ist. Menschen, bei denen ein erhöhtes Risiko besteht, sollten aber unbedingt zum Arzt. Dazu gehören: chronisch Darmkranke, Herzklappenträger, Diabetiker, Alkoholiker, HIV-Infizierte, Menschen mit gestörter Immunabwehr, alte Menschen, Säuglinge und Kleinkinder. Diese laufen besonders schnell Gefahr, daß ihr Körper durch den hohen Flüssigkeitsverlust austrocknet. Deshalb soll man beim Durchfall elektrolytische Lösungen trinken (vgl. *Seite 70 f.*). Keine Obstsäfte – besser stilles Mineralwasser, etwas aromatisiert mit ein paar Tropfen Frusip, und vor allem pro Glas ein Teelöffel Multimineralpulver super (geschmacksneutral) einrühren.

Eine akute Diarrhoe kann verschiedene Ursachen haben. Auslöser können Erreger wie zum Beispiel Salmonellen sein. Es kann sich um harmlose Infektionen handeln wie die sogenannte Sommerdiarrhoe (vgl. *Seite 44*), oder aber um gefährliche wie Cholera, Ruhr, Diphtherie usw. Dabei werden die Darmschleimhäute zu krankhaft verstärkter Absonderung veranlaßt, bis hin zur Zerstörung von Teilen der Darmschleimhaut. Teilweise entstehen sogar blutige Durchfälle. Solche Krankheiten müssen natürlich ärztlich behandelt werden.

Durchfall auf Reisen – Preis fürs Abenteuer?

Wer heutzutage eine Reise in ferne Länder unternimmt, der wird vermutlich auch ein Mittel gegen Durchfall in seiner Reiseapotheke mit sich führen. Die Gefahr, in der Fremde mit unbekannten Erregern infiziert zu werden, nehmen wir schon fast als gegeben hin. „Montezumas Rache" ist für viele der Preis fürs Abenteuer. Wir haben jedoch bereits beschrieben, daß es oft lediglich die fremde, aber keineswegs infektiöse Bakterienflora des Landes ist, die bei uns umstellungsbedingt zu Reisedurchfällen führt (vgl. *Seite 16 f.*). Diese Durchfälle sind harmlos, lassen sich allerdings nicht vermeiden. Auch ohne Behandlung müßten sie nach einigen Tagen von alleine zurückgehen. In diesem Punkt unterscheiden sie sich von ernsten und gefährlichen Infektionen. Diese führen unbehandelt zu schweren Nährstoff-, Salz- und Wasserverlusten und enden oftmals sogar mit dem Tod. Durch gute Vorsichtsmaßnahmen lassen sie sich jedoch fast immer verhindern.

Bei jeder Reise in südliche Länder sollten Sie strikt darauf achten, nur hygienisch wirklich einwandfreie Speisen zu essen. Wenn Sie sichergehen wollen, keine Krankheitserreger zu verzehren, verzichten Sie auf rohen Salat, Obst oder Gemüse. Auch Limonaden und Obstsäfte, die mit Wasser verlängert wurden, sind gefährlich. Nur ausreichend gekochte Speisen bieten Sicherheit. Verzichten Sie auf Eiswürfel im Getränk und auf loses Speiseeis. Nur verpacktes Eis am Stiel wird empfohlen. Wasser aus der Leitung vorher abkochen. Zum Trinken und Zähneputzen nur Mineral- oder Tafelwasser verwenden. Frische Milch ebenfalls vor dem Verzehr aufkochen. Heiße Getränke wie Tee und Kaffee können Sie unbesorgt trinken. Bier und Erfrischungsgetränke sollten Sie nur genießen, wenn sie in Flaschen sind. So können Sie von Montezumas Rache im Urlaub verschont bleiben.

Durchfallerreger Salmonellen

Keineswegs nur auf Reisen, sondern auch in heimischen Landen können wir das Opfer einer Salmonelleninfektion werden. Salmonellen verursachen eine Lebensmittelvergiftung. Sie können in rohem Eigelb und den daraus hergestellten Speisen verborgen sein. Eine Gefahrenquelle sind übrigens auch Brathähnchen, bei deren Transport die Kühlkette unterbrochen wurde. Die Salmonellen können sich während der kurzen Auftauphase vermehren. Beim erneuten Einfrieren werden sie konserviert, aber nicht abgetötet. So gelangen sie nach dem erneuten Auftauen mit in die Mahlzeit. Dieser Infektionsweg gilt natürlich auch für andere Tiefkühlwaren, die mit Salmonellen in Kontakt gekommen sind.
Wenn Ihnen ½ bis 2 Stunden nach einer Mahlzeit sehr schlecht wird und sie schlagartig hohes Fieber (ca. 40 °C) bekommen, dann liegt der Verdacht auf eine Salmonelleninfektion nahe. Versuchen Sie, soweit es möglich ist, sofort die verdorbene Mahlzeit zu erbrechen, indem Sie sich einen Finger in den Hals stecken, auch wenn dies sehr unangenehm ist. Suchen Sie anschließend einen Arzt auf. Er wird Sie mit den entsprechenden Medikamenten behandeln.

Giardia lamblia – ein gefährlicher Durchfallerreger

Unter dem Mikroskop betrachtet ist sie eine kleine Schönheit. Acht lange Geißeln schlagen um den birnenförmigen Körper von *Giardia lamblia*. In ihrem Innern befinden sich zwei Zellkerne, die wie Augen durch den Zelleib scheinen. Doch der ovale Saugnapf an der Bauchseite verrät, daß es sich hier keineswegs nur um einen harmlosen Einzeller handelt, sondern er gibt bereits einen Hinweis auf die parasitische Lebensweise des Erregers.
Giardia lamblia ist besonders in den Tropen und Subtropen ein gefürchteter Darmparasit, der sich an der Darmoberfläche des Infizierten, genauer gesagt am Dünndarmepithel, festsaugt. Die zum Teil sogar blutigen Durchfälle können bei manchen Menschen unbehandelt zum Tod führen. Andere sind

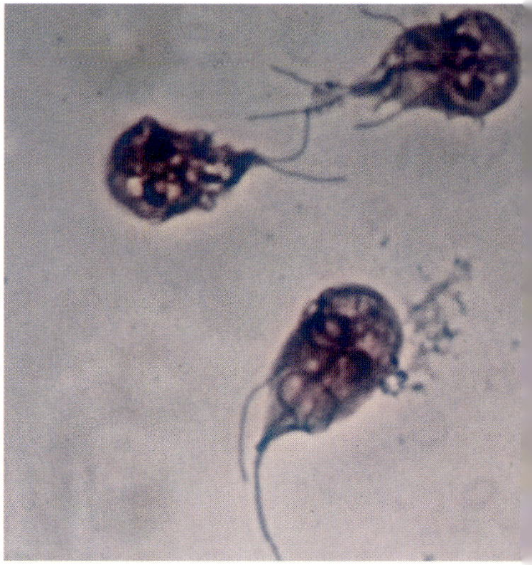

Abb. 4: Mikroskopische Aufnahme von Giardia lamblia, einem gefährlichen Durchfallerreger.

mit dem gleichen Erreger infiziert, ohne jedoch die geringsten Symptome zu entwickeln. Die Experten schätzen, daß ca. 1 % der Menschen in Mitteleuropa Träger von *Giardia lamblia* sind, ohne von ihrer Infektion überhaupt zu wissen. Sie können über Jahre hinweg Cysten, das sind infektiöse Überdauerungsformen des Erregers, mit dem Kot ausscheiden und so Wasser, daß eventuell später zu Trinkwasser wird, kontaminieren.
Doch nicht nur Menschen sind durch den Parasiten gefährdet. Auch Haustiere, wie zum Beispiel Hunde, Kälber oder Lämmer, infizieren sich und werden so später selber zu Infektionsherden. Hygienemaßnahmen und Filterverfahren in den Wasserwerken wirken der Verbreitung des Erregers erfolgreich entgegen. Insbesondere die Quarzsandfilter halten den im Gegensatz zu Bakterien großen Infektionskeim zurück. Infektionen können mit Antibiotika behandelt werden, es empfehlen sich Schonkost (vgl. *Seite 70*), Tee und Elektrolytgaben (vgl. *Seite 70 f.*).

Wer Würmer hat, i(ß)st nie allein ...

Bandwürmer

Der Bandwurm ist wohl der bekannteste und spektakulärste Darmparasit. Er lebt in unserem Darm und kann dort bis zu 10 m (!) lang werden. Einzelne Glieder dieses enormen Schmarotzers finden sich dann im Kot. Der Bandwurm sondert keine Gifte ab, sondern schädigt seinen „Wirt" in erster Linie durch Nährstoffentzug. Obwohl der befallene Mensch viel ißt, nimmt er im Extremfall sogar noch ab. Diese Tatsache ist für übergewichtige Menschen isoliert betrachtet natürlich äußerst attraktiv, und tatsächlich kamen in den USA findige Menschen auf die Idee, Bandwurmköpfe in Tabletten zu verpacken und diese zu schlucken. Der Bandwurm entwickelte sich dann im Darm und begann seine schmarotzerische Lebensweise. Natürlich nahmen diese Menschen ab, aber um welchen Preis. Die Tabletten wurden Gott sei Dank recht bald verboten. Wer sich unfreiwillig, beispielsweise über rohes Fleisch, mit einem Bandwurm infiziert haben sollte, gehört in ärztliche Behandlung. Mit einem antiparasitären Mittel kann er dann „entwurmt" werden.

Anders als der Rinder- und Schweinebandwurm können der Hunde- und Fuchsbandwurm zu lebensbedrohlichen Parasiten werden. Diese Würmer leben im Darm von Hund oder Fuchs. Wir infizieren uns über mit dem Kot ausgeschiedene Wurmeier, die zum Beispiel an Walderdbeeren oder Blaubeeren kleben können. Waschen Sie Waldfrüchte deshalb immer sehr gründlich vor dem Verzehr mit heißem Wasser bzw. unserem Gemüse- und Obstwaschmittel (vgl. *Seite 28*). Die aus diesen Eiern schlüpfenden Bandwurmlarven führen in der Leber des Menschen zu krebsähnlichen Geschwüren. Werden sie nicht früh genug erkannt, so bleibt im günstigen Fall nur noch die operative Entfernung der Parasiten, im ungünstigen Fall führt der durch die Würmer verursachte Leberschaden zum Tod des Betroffenen.

Gekringel am Po – der Madenwurm

Während Bandwürmer eher seltene Parasiten sind, treten die sogenannten Madenwürmer insbesondere bei Kindern häufiger auf. Diese etwa 5 mm langen harmlosen Würmer können von Mensch zu Mensch, zum Beispiel im Kindergarten, übertragen werden. Die Würmer legen ihre Eier am After ab, die dort einen Juckreiz verursachen. Die Kinder kratzen sich, vielleicht sogar im Schlaf, danach wandert die Hand wieder zum Mund und eine neue Infektion beginnt. Diese Wurminfektion ist normalerweise ungefährlich und kann mit Medikamenten und hygienischen Maßnahmen schnell behoben werden. Der Trick mancher Mütter besteht darin, ein Stück Tesafilm am Poloch zu befestigen. Am nächsten Morgen kleben die eiablegenden Weibchen dann am Klebestreifen. Dieses Verfahren wird die Infektion sicher nicht immer beseitigen, doch eignet es sich gut zur Diagnose.

Darmpilze

Pilze im Darm scheinen sich in letzter Zeit ganz besonders zu verbreiten. Auch hier sind es wieder einmal die Ernährungsgewohnheiten, die die Mikrokeime begünstigen. Insbesondere die Einnahme von Antibiotika und der Konsum von Zucker fördern das Wachstum dieser Organismen. Trotzdem erkrankt keineswegs jeder Mensch, der sich ungünstig ernährt, an Darmpilzen. Der gesunde Körper wird in der Regel mit einer solchen Infektion fertig, oder er hält sie soweit in Schach, daß keine Symptome auftreten und die Pilzinfektion gar nicht bemerkt wird. Menschen, die jedoch ohnehin in ihrer Abwehr geschwächt sind, werden ein leichtes Opfer. Pilzinfektionen lassen sich häufig schon an dem widerlich-hefeartigen Geruch des Stuhls erkennen.

Als erste Regel zur Vorbeugung oder Bekämpfung bereits bestehender Pilzinfektionen ist die richtige Ernährung oder Diät zu nennen. Wieder sind es die Ballaststoffe, die einen günstigen Einfluß haben. Der Arzt wird Ihnen bei einer Candidainfektion vermutlich ein Antimycotikum, also ein Antipilzmittel, verschreiben. Doch bevor Sie zu diesen Medikamenten greifen, sollten Sie sanftere Verfahren erproben. In unserem Hobbythekbuch „Essen Sie sich gesund – wenn der Körper aus dem Gleichgewicht ist" haben wir der Candida-Erkrankung ein ganzes Kapitel gewidmet. Hier nur ganz kurz einige Auszüge daraus: Symptome, die auf einen Pilzbefall hinweisen können, sind: Blähungen, wechselnde Stuhlqualität zwischen Durchfall und Verstopfung, Juckreiz am Darmausgang, Heißhungerattacken, chronische Müdigkeit, erhöhte Leberwerte, häufige Migräne, chronische Blasen- und Scheidenentzündungen, Prostataentzündung, nicht lokalisierbare Muskelschmerzen, selbst Herzbeschwerden und Hautveränderungen, bei Kindern außerdem Blähungskoliken und Windeldermatitis. Natürlich können diese Symptome auch andere Ursachen haben, aber vielleicht lohnt es sich zumindest, den Arzt einmal darauf aufmerksam zu machen.
Inzwischen hat es den Anschein, daß die Forschung sich dieser ursprünglich unterbewerteten Candida-Erkrankung mit etwas mehr Aufmerksamkeit widmet. Es ist vor allen Dingen dem leider kürzlich verstorbenen Wissenschaftler Prof. Riedt aus Hamburg zu verdanken, daß etwas mehr „Durchblick" bei den Pilzerkrankungen gewonnen wurde. Professor Riedt hat mich, Jean Pütz, seinerzeit davon kuriert. Besonders wichtig war dabei die richtige Diagnose, die leider nicht viele Laboratorien beherrschen. Sollte Ihr Arzt diese Erkrankung bei Ihnen feststellen, dann erinnern Sie ihn an die Empfehlungen von Professor Riedt. Er empfiehlt, ein Medikament mit dem Wirkstoff „Amphotericin B" (oral) einzusetzen. Der Vorteil dieses Wirkstoffes liegt darin, daß er nach der Einnahme nicht über den Darm ins Blut aufgenommen, sondern nach der Darmpassage praktisch unverändert mit dem Stuhl ausgeschieden wird und trotzdem fast wie ein Enzym den Erregern an den Kragen geht. Dadurch sind die Nebenwirkungen in der Regel sehr gering.

Es gibt aber auch ein Naturheilmittel, das den Candida-Pilz erfolgreich bekämpft. Dr. Kurt Schnaubelt berichtet in seinem Buch „Neue Aromatherapie", daß Teebaumöl wegen seiner unglaublichen antimikrobiellen Eigenschaften gegen Entzündungen der Mundschleimhaut, des Zahnfleischs wie auch bei candidabedingten Darm- und Dickdarmentzündungen wirkt. Zum Teil reicht ein Tropfen Teebaumöl in eine kleine zu öffnende Gelatine-Kapsel geträufelt (*siehe unten*) und über den Tag verteilt 3–5 Mal angewandt, um über einen Zeitraum von 14 Tagen Candida wirksam zu bekämpfen oder zumindest die Symptome zu vermindern.
Kapselherstellung: Geben Sie mit einer feinen Pipette einen Tropfen ätherisches Öl in die geöffnete untere Hälfte einer Gelatinekapsel. Stecken Sie den größeren Kapseldeckel auf und nehmen Sie die frisch gefüllte Kapsel sofort ein. Bei durchsichtigen Kapseln können Sie gut kontrollieren, ob das Öl tatsächlich in die Kapsel oder auch mal daneben gegangen ist. Eine Aromakur gegen Pilze finden Sie auf *Seite 55 f.*

Wichtige Ernährungsregeln:
- Zucker ist generell verboten, der Pilz liebt vor allen Dingen Süßes. Also meiden Sie Schokolade, Bonbons, Eiscremes, Zucker in Tee und Kaffee, Torten, Kuchen, Kekse, Marmelade, Honig, Nußnougatcreme usw.

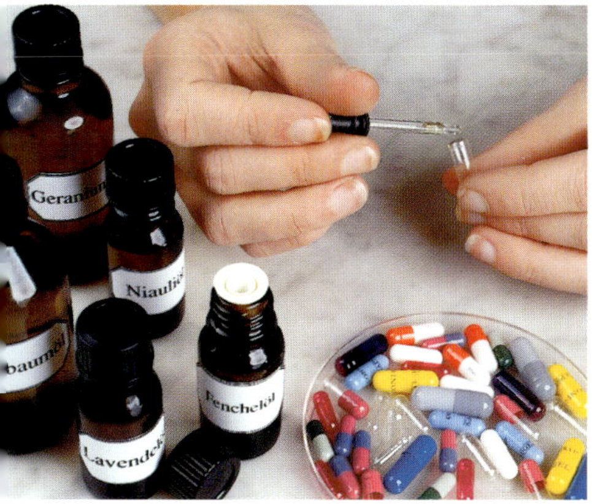

Abb. 5: Mit einer Tropfpipette können Sie Gelatinekapseln ganz einfach befüllen: Geben Sie einen Tropfen des gewünschten ätherischen Öls in die kleinere Hälfte der geöffneten Kapsel und stecken Sie dann die größere Hälfte auf.

- Meiden Sie Produkte aus weißem Mehl: Weißbrot, Brötchen, Croissants, Pfannkuchen, Nudeln usw. Vollkornmehl und damit auch Vollkornbrot und Vollkornnudeln sind für eine Antipilz-Kur zwar besser, da aber auch diese Produkte einen erhöhten Anteil an Mineralstoffen, Vitaminen und vor allem Ballaststoffen, die zum größten Teil aus Zuckerbausteinen (Glucose) bestehen, enthalten, sollte auch ihr Verzehr vorübergehend eingeschränkt werden.
- Meiden Sie Obst und Fruchtsäfte. Candida ist, was die Herkunft des Zuckers betrifft, nicht sonderlich wählerisch und entwickelt sich auch prächtig mit Fruchtzucker.
- Essen Sie soviel Ballaststoffe wie möglich. Sie halten den Darm auf Trab, und so werden die Pilze schneller hinauskomplimentiert. Da Vollkornprodukte nur in Maßen genossen werden dürfen, sollten Sie verstärkt Gemüse und evtl. auch die Ballaststoffkonzentrate der Hobbythek auf Ihren Speiseplan setzen. Da gibt es beispielsweise die Hafercrispies mit über 30 % Ballaststoffanteil und Apfelweizenballast HT ebenso wie Kleie. Rezepte finden Sie im angesprochenen Hobbythekbuch „Essen Sie sich gesund".

Analabszesse, Analfisteln und Fissuren

Analabzesse entstehen meist durch Bakterieninfektionen im Gewebe. Winzige Verletzungen der Anal- und Schleimhaut können dafür die Ursache sein, manchmal entzünden sich auch die direkt unter der Schleimhaut des Mastdarms liegenden Analdrüsen. Der Abszeß entsteht immer dann, wenn die Infektion nicht ausheilen kann. Dabei können schmerzhafte, eitergefüllte Gewebehöhlen entstehen.
Fisteln entwickeln sich, wenn der Eiter des Abszesses keinen Abflußweg findet. Dann entstehen neue Eitergänge im Gewebe, die starke Schmerzen verursachen. Analabszesse und Fisteln müssen ärztlich behandelt werden. In der Regel werden sie chirurgisch geöffnet, damit der Eiter abfließen kann.
Analfissuren gehen nicht auf Infektionen zurück, sondern es handelt sich um Risse im After. Diese Risse verursachen starke Schmerzen, oft noch Stunden nach dem Kotabsetzen. Der Anus wird verkrampft, und da der Betroffene unwillkürlich vor diesen Schmerzen zurückschreckt, wird der Kot meist zurückgehalten. Eine Verstopfung ist dann noch die zusätzliche Folge. Analfissuren gehören in ärztliche Behandlung. In schweren Fällen sind sogar operative Eingriffe notwendig. Dann wird der Analmuskel gedehnt, so daß ein Verheilen der Fissur begünstigt wird.

Hämorrhoiden

Hämorrhoiden sind Venenknoten und Aussackungen der blutgefüllten Schwellkörper am After (vgl. *Abbildung 11 b, Seite 18*). Während des Stuhlgangs verursachen diese Hämorrhoiden oft heftige Schmerzen und manchmal sogar Blutungen in der Analregion. Eine gute Analhygiene und Hämorrhoidenzäpfchen und -salben (vgl. Rezepte *Seite 73 f.)* können die Symptome nicht nur lindern, sondern sogar beseitigen.

Therapievorschläge und Rezepte

Duftende Hilfe aus der Natur: Aromatherapie bei Darm- und Po-Problemen

Eine echte Alternative zu herkömmlichen Arzneimitteln stellt die Aromatherapie dar, also die Behandlung mit ätherischen Ölen. Ätherische Öle haben ein starkes Eigenaroma. Je nach individuellem Geschmack genießen wir diesen Duft, oder wir empfinden ihn als unangenehm. Bei der Aromatherapie sollten wir uns keineswegs zu Gerüchen zwingen, die uns nicht gefallen. Zum einen gibt es oftmals alternative Öle,

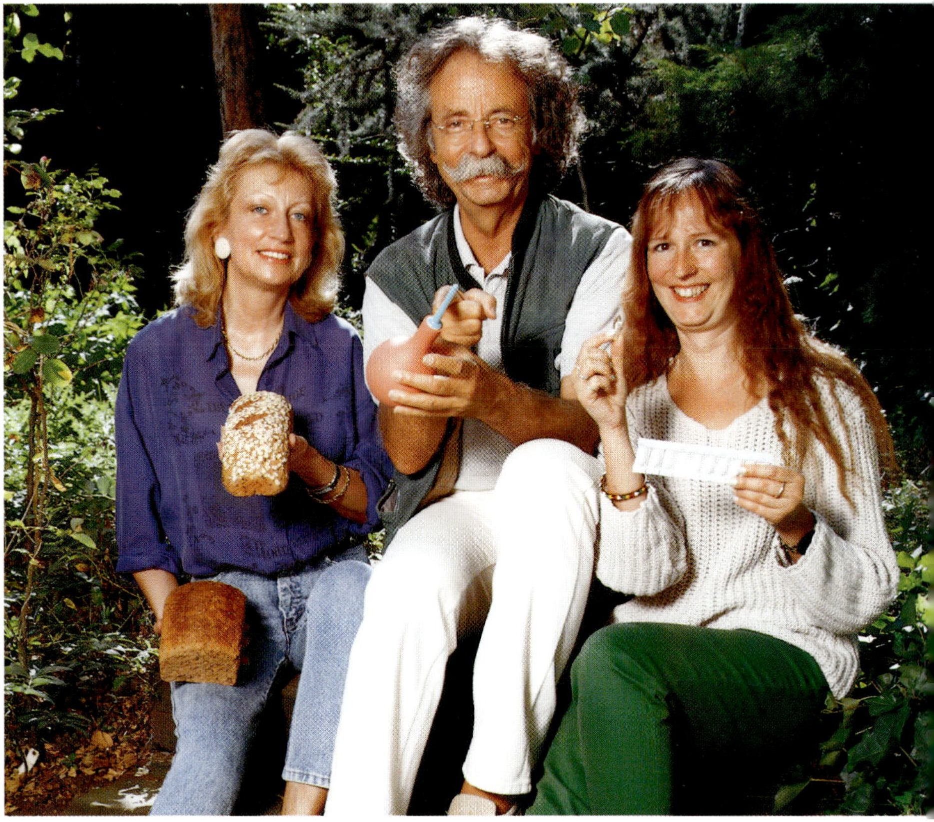

Abb. 1: Das Hobbythek-Team hat sich für dieses Buch mit Verdauungshilfen unterschiedlichster Art befaßt: Vom ballaststoffreichen Brot über sanfte Einläufe bis hin zu Zäpfchen wurden zahlreiche Rezepte entwickelt.

die uns mehr zusagen, zum anderen können wir den Geruch bzw. das, was wir als Geschmack wahrnehmen, auch weitgehend durch eine innere Anwendung umgehen. Das geht am einfachsten, indem wir einen Tropfen ätherisches Öl in einem halben Glas lauwarmen Wasser einnehmen. Zwar werden sich ätherisches Öl und Wasser nicht ineinander lösen, statt dessen wird der Öltropfen obenauf schwimmen, trotzdem gelingt es einem in der Regel, den zuvor verrührten Tropfen mit dem Wasser in einem Schluck herunterzuspülen.

Es geht aber auch anders. Wem der Eigengeschmack des Öls zu stark ist, oder wer eine handliche Darreichungsform für unterwegs sucht, dem empfehlen wir Gelatinekapseln (vgl. *Seite 52*). Außerdem können Sie Ihre Aromaöle in Zäpfchen (vgl. *Seite 56 f.*) verpacken. Die Anwendung über die Haut, hier ist das Einreiben auf die Fußsohle besonders wirkungsvoll, ist für Magen- und Darmerkrankungen weniger geeignet, da hier nur die systemische Wirkung eintritt, die lokale jedoch entfällt.

Ätherische Öle gegen Darmpilze

Mit verschiedenen ätherischen Ölen können Sie Ihren Darmpilzen gehörig den Lebensraum vergällen. Auch bei dieser Therapie hat sich der Einsatz von Teebaumöl als äußerst nützlich erwiesen. Teebaumöl hat stark desinfizierende Eigenschaften und zeigt eine ausgeprägte Wirkung gegen Pilze. Gleichzeitig wird es gut vertragen, denn es reizt den Darm nicht. Prinzipiell können Sie den Darm über zwei Wege erreichen: oral über Tropfen oder mit einer Gelatinekapsel oder anal mit einem Zäpfchen. Das Zäpfchen wird insbesondere im Dick- und Mastdarm seine Wirkung entfalten, während die Kapsel bereits im Magen ihre Wirkstoffe freisetzt. Werden die Wirkstoffe über die Darmwand aufgenommen, so tritt zusätzlich noch eine systemische Wirkung ein.

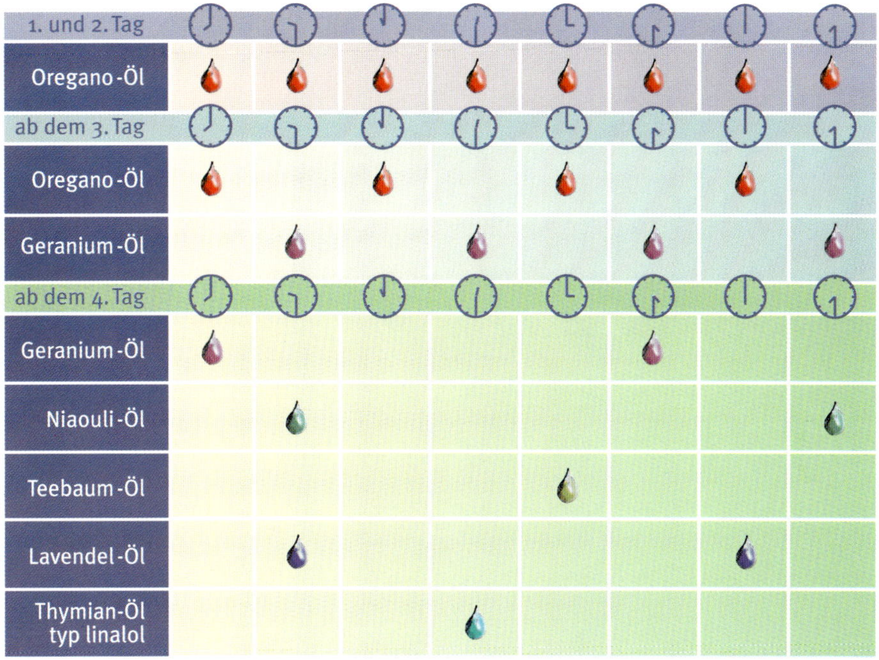

Abb. 2: Einsatzplan ätherischer Öle für eine Anti-Candida-Kur.

Aromakur gegen Pilze

Eine solche Wirkung auf den Darm erzielen Sie mit Oreganoöl (Stammpflanze *Oreganum vulgare*), statt dessen können Sie auch Thymianöl (Stammpflanze *Thymus vulgaris*) verwenden. Das Geraniumöl (Stammpflanze *Pelargonium odorantissimum*) läßt sich ebensogut durch Teebaumöl (Stammpflanze *Melaleuca alternifolia*) ersetzen. Nehmen Sie die Tropfen wie in *Abbildung 2, Seite 55* angegeben entweder pur oder in einer Gelatinekapsel ein. Ob Sie Geraniumöl oder Teebaumöl neh-

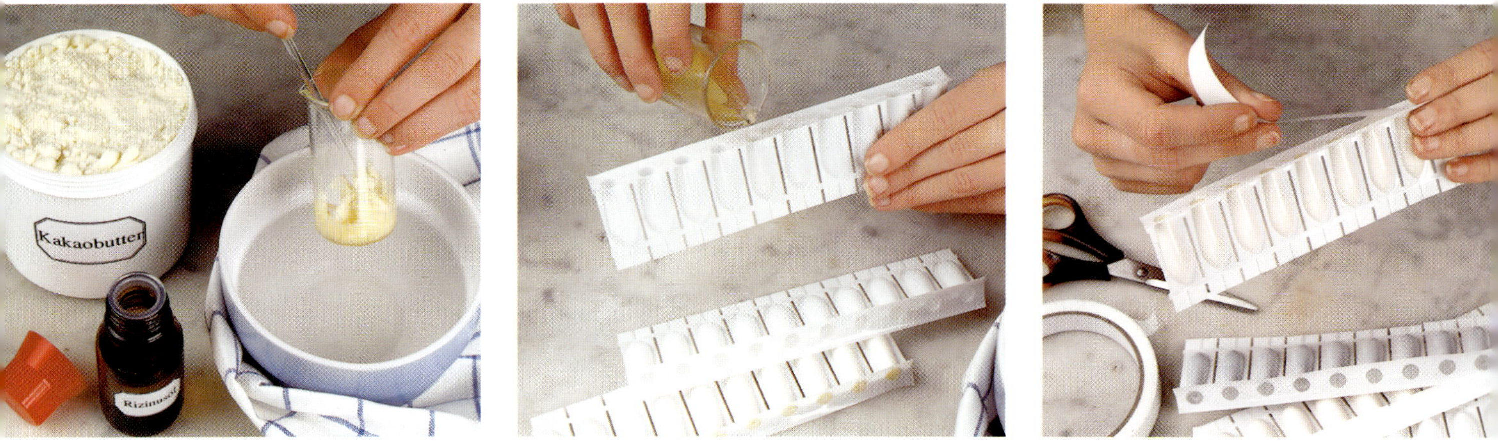

Abb. 3: Die Herstellung von Aromazäpfchen ist nicht schwer: Lassen Sie die Kakaobutter im Wasserbad schmelzen, dann das gewünschte ätherische Öl oder Rizinusöl (vgl. Rezept Seite 67) zugeben, diese Masse in die Zäpfchenformen gießen, den oberen Zäpfchenrand mit einem Messerrücken glattstreichen, zum Schluß die Formen mit dem dazugehörigen Klebeband verschließen.

men – das ist reine Geschmackssache, allerdings ist Teebaumöl etwas verträglicher.
Auch Oregano- und Thymianöl entfalten hinsichtlich der Pilze fast identische Wirkungen. Je nach Geschmack können Sie eines der beiden Öle verwenden. Empfehlenswert ist es, ab dem vierten Behandlungstag zwischen verschiedenen Ölen hin und her zu wechseln. Sie können dann auch Niaouliöl und Lavendelöl dazunehmen. Je nach Stärke der Symptome kann die Kur sechs bis neun Tage durchgehalten werden. Beobachten Sie sich nach der Kur selbst. Zur Vorbeugung oder aber auch beim Auftreten erneuter Symptome kann die Kur jederzeit wiederholt werden.

Es geht, wie erwähnt, auch über Zäpfchen, die direkt in den Dickdarm eingebracht werden. Auf diesem Weg gelangen die Wirkstoffe schnell und direkt an ihren Wirkungsort.

Zäpfchenherstellung
Ganz einfach ist die Zäpfchenherstellung zu Hause mit Einmalgießformen. In diesen hygienischen Einmalverpackungen lassen sich die Zäpfchen außerdem gut aufbewahren und können sogar in der Handtasche für den Gebrauch unterwegs mitgenommen werden. Wir werden dafür sorgen, daß Sie die Einmalzäpfchenformen in den Läden erhalten, die die Hobbythekprodukte führen (vgl. *Bezugsquellenverzeichnis*).

Als Zäpfchengrundstoff haben wir Kakaobutter gewählt. Diese „klassische" Zäpfchenmasse schmilzt bei Körpertemperatur, läßt sich gut verarbeiten und hat einen angenehmen Geruch. Sie dürfen Kakaobutter jedoch nicht über 40 °C erwärmen, da die so überhitzte Schmelze dann nicht mehr fest wird. Benutzen Sie zum Erwärmen der Zäpfchenmasse deshalb immer ein Wasserbad, und verarbeiten Sie die geschmolzene Kakaobutter zügig. Nach dem Erkalten in der Zäpfchenform können Sie den oberen Zäpfchenrand mit einer breiten warmen Messerklinge glattdrücken. Danach mit einem Klebeband, das mit den Formen mitgeliefert wird, verschließen. Die Zäpfchen sind

mehrere Wochen haltbar. Bewahren Sie sie im Kühlschrank auf.
Bei Candidabefall, also den gefürchteten Darmpilzen, empfehlen wir folgende Rezepte:

Aromazäpfchen mit Teebaumöl

(Die Mengenangaben gelten für 6 Zäpfchen)

6–8 Tr.	Teebaumöl
12 g	Kakaobutterzäpfchenmasse

Kakaobutter aufschmelzen wie oben beschrieben, Teebaumöl zugeben und die Masse in eine Einmalform gießen. Mit Selbstklebeband verschließen.

Aromazäpfchen mit Thymian- oder Oreganoöl

(Die Mengenangaben gelten für 6 Zäpfchen)

6–8 Tr.	Thymian- bzw. Oreganoöl
12 g	Kakaobutterzäpfchenmasse

Herstellung wie oben beschrieben. Verschiedene Zäpfchen eventuell abwechselnd anwenden.

Kümmelöl gegen Blähungen

Kümmelöl ist hervorragend geeignet, um Blähungen zu vermindern. Da es nicht besonders gut schmeckt, empfiehlt sich die Einnahme in einer durchsichtigen Gelatinekapsel (vgl. *Seite 52*). Geben Sie dafür einen Tropfen Kümmelöl auf eine Kapsel. Die Wirkung haben wir bereits auf *Seite 48* beschrieben.

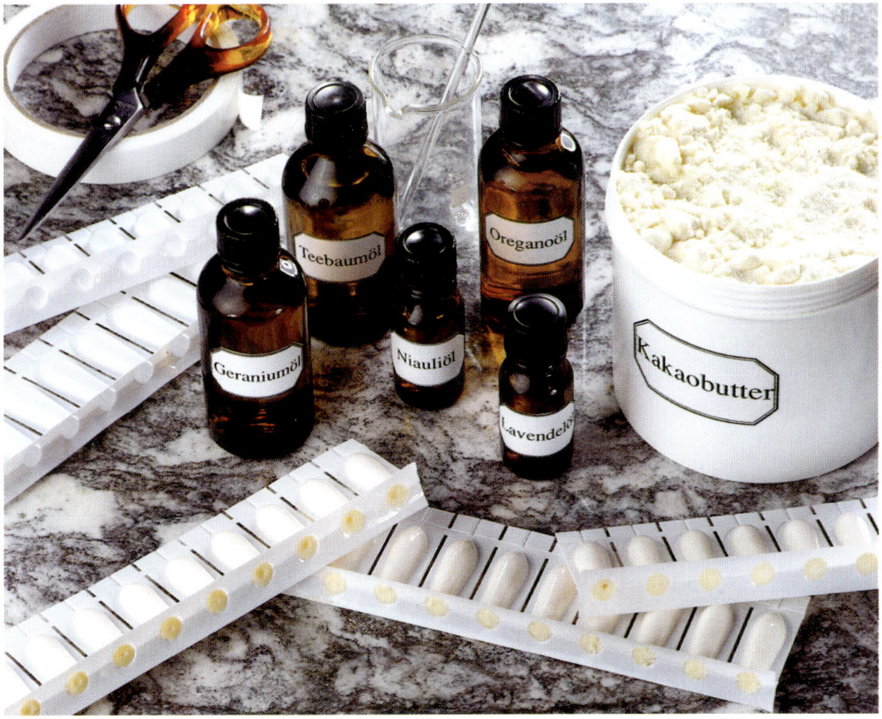

Abb. 4: Mit diesen ätherischen Ölen können Sie Zäpfchen für eine Anti-Candida-Kur herstellen.

Mit Zuckerverwandten gegen Verstopfung

Baustein Zucker

Zucker spielen bei der Verdauung eine wichtige Rolle. Einige Zucker, wie etwa der Milchzucker, entfalten eine abführende Wirkung, andere wie beispielsweise unser Haushaltszucker das Gegenteil.
Das „Ur-Kohlenhydrat" ist die Glucose, also der Traubenzucker. Sie ist ein Einfachzucker oder Monosaccharid. Durch leichte Änderungen des Moleküls können auch andere Einfachzucker, wie zum Beispiel der Fruchtzucker (Fructose) entstehen. In der Natur kommen eine ganze Reihe verschiedener Einfachzucker, wie zum Beispiel auch die Mannose, die Galactose usw. vor. Fructose

und Glucose bilden als Doppelzucker oder Disaccharid unseren Haushaltszucker. Galactose und Glucose ergeben Milchzucker. Werden nun unzählige Einfachzucker miteinander verknüpft, so entstehen lange Molekülketten aus Zuckern, die Vielfachzucker oder Polysaccharide. Hierzu zählen etwa die Stärke, aber auch die Zellulose und das Pektin. Zellulose und Pektin gehören zu den unverdaulichen Kohlenhydraten, den Ballaststoffen. Unser Verdauungssystem kann diese Ketten nicht in Einzelbausteine zerlegen, da uns die passenden Enzyme fehlen.

In Gegensatz zu den Polysacchariden sind Einfach- und Doppelzucker in wäßriger Lösung osmotisch aktiv: Wird eine solche Zuckerlösung durch eine halbdurchlässige Membran mit Wasser oder einer weniger konzentrierten Lösung in Verbindung gebracht, so strömen augenblicklich Wassermoleküle durch die Membran in die stärker konzentrierte Lösung. Die Zuckerlösung wird durch „zuwandernde" Wassermoleküle verdünnt und nimmt gleichzeitig an Volumen zu, während die Flüssigkeitsmenge im benachbarten Gefäß abnimmt. Dadurch entsteht ein Ausgleichsdruck, genannt osmotischer Druck.
Dieses osmotische Prinzip funktioniert auch in unserem Körper. Der Darm ist hierbei die halbdurchlässige Membran, die gering konzentrierte Lösung befindet sich in unseren Körperflüssigkeiten und die konzentrierte Zuckerlösung in unserem Darm, vorausgesetzt wir haben vorher Zucker zu uns genommen, und dieser ist im Dünndarm noch nicht verdaut worden. Der Wasserzustrom in den Darm erhöht das Volumen im Darminneren und entfaltet damit eine abführende Wirkung. Diese können wir bemerken, wenn wir zu viele Früchte, zum Beispiel Pflaumen, genossen haben. Die darin enthaltenen Stoffe Sorbit und Xylit rufen dann die abführende Wirkung hervor. Langkettige Zucker wie die Stärke zeigen diese Wirkung nicht, da sie osmotisch nicht wirksam sind.

Milde Süße für den Darm: Milchzucker

Milchzucker, auch Lactose genannt, steckt, wie der Name schon andeutet, in Milch und vielen Milchprodukten. Er ist von mild-süßem Geschmack und wird nur langsam vom Körper aufgenommen. Zum Teil gelangt er sogar unverdaut bis in den Dickdarm und zieht dort aufgrund seiner osmotischen Wirksamkeit Wasser aus dem Gewebe. So kommt es zu weicherem und voluminöserem Stuhl. Gleichzeitig wird Milchzucker von den Bakterien im Dickdarm als Nährstoff verwertet und als Milchsäure sowie kurzkettige Fettsäuren wieder ausgeschieden. Durch die Fettsäuren wird das Milieu im Darm saurer. Manche für den Darm günstige Mikroorganismen fühlen sich in diesem sauren Milieu wohl und vermehren sich stärker als zuvor. Unerwünschte Darmbewohner werden dagegen in ihrem Wachstum behindert.

Für die gezielte Darmpflege und zur Verdauungsunterstützung wird Milchzucker auch als Pulver in Apotheken und Drogerien angeboten. Erwachsene können bis zu 40 g (ca. 4 Eßlöffel), Kinder bis zu 20 g (ca. 2 Eßlöffel) und Säuglinge zwischen $1\frac{1}{2}$–$3\frac{1}{2}$ Teelöffel Milchzucker zu sich nehmen. Milchzucker ist ein harmloses und sanft wirkendes Produkt, das nicht zur Gewöhnung führt.

Lactulose

Lactulose ist ein Zucker, der in der Natur praktisch nicht vorkommt, aber durch Wärmebehandlung von Milchzucker entstehen kann. Wir finden ihn daher in geringen Mengen in pasteurisierten Milchprodukten. Lactulose ist genau wie Milchzucker ein Doppelzucker und besteht aus Galactose und Fructose, also einem Baustein des Milchzuckers, die Galactose, und einem aus unserem Haushaltszucker, die Fructose. Lactulose wird im Körper nicht gespalten und gelangt als ganzes Molekül in den Dickdarm. Hier zieht es Wasser an, außerdem beginnen die darmbewohnenden Bakterien ihn zu vergären. Auch hier entstehen kurzkettige Fettsäuren, die das Darmmilieu günstig beeinflussen.

Obwohl für die Lactulose genau das zutrifft, was mit Milchzucker beim lactoseintoleranten Menschen geschieht, ist hier die Wirkung genau richtig. Anscheinend handelt es sich um ein quantitatives Problem. Die richtige Menge Lactulose, das sind ca. 10 g pro Portion, zeigt zwar die gewünschte abführende Wirkung und die gefürchteten Begleiterscheinungen wie Krämpfe und Durchfall bleiben aus, doch während der ersten Tage der Einnahme kann es zu Blähungen kommen. Diese gehen von allein zurück, eine Gewöhnung an Lactulose tritt nicht ein. Obwohl der Stoff in anderen Ländern frei verkäuflich ist, unterliegt er bei uns der Apothekenpflicht. Sie können Lactulose also nur dort erhalten.

Süß, süßer, am süßesten ...

Eine ähnliche Wirkung wie mit Lactulose erzielen Sie auch mit den Alkoholen Sorbit und Xylit. Weil zum Beispiel Sorbit in Pflaumen, Birnen, Pfirsichen und Äpfeln in erheblichen Mengen vorkommt (bis zu 4,5 g pro 100 g) wirken größere Mengen dieser Obstsorten abführend. Gleiches gilt für die Eberesche, den Weißdorn, Feuerdorn und Zubereitungen daraus.
Xylit ist ebenfalls eine natürliche Substanz und kommt in gängigen Obst- und Gemüsesorten vor wie Blumenkohl, aber auch Erdbeeren, gelben Pflaumen usw. Ein besonders hoher Anteil ist in Birkenholz enthalten, daraus wird Xylit normalerweise auch gewonnen. Auch in unserem Körper ist er vorhanden, und zwar als Zwischenprodukt unseres Stoffwechsels. Die Leber eines erwachsenen Menschen bildet pro Tag immerhin 5–15 g Xylit. Somit ist er ebenso wie Sorbit eher ein unproblematischer Stoff, der unmittelbar vom Organismus verwertet werden kann.

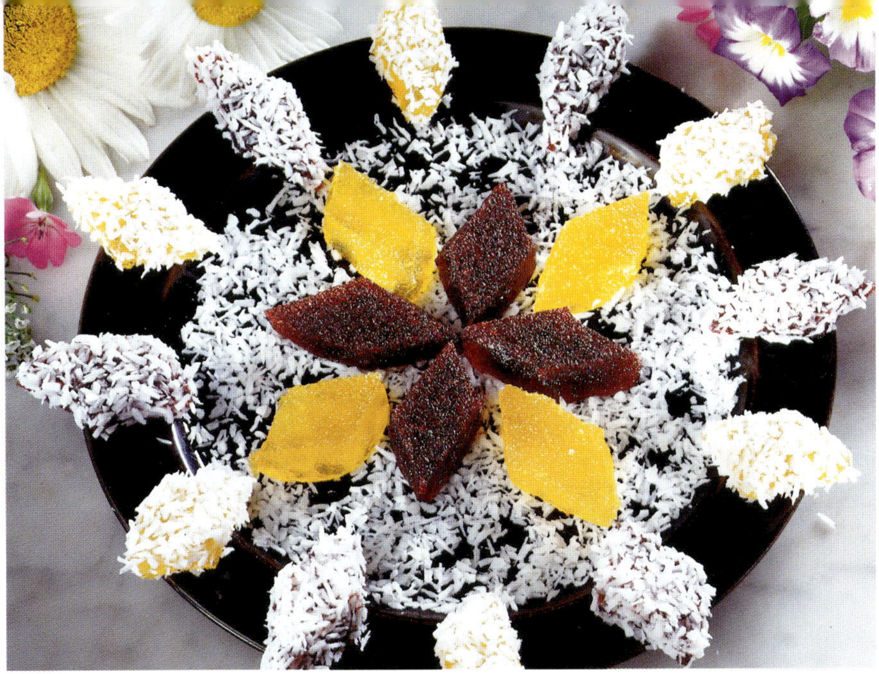

Abb. 5: Eine ballaststoffreiche „Süßigkeit": Das Fruchtgelee mit Konjac-Konzentrat sieht besonders appetitlich aus, wenn man es mit Kokosflocken bestreut.

Xylit und das etwas preisgünstigere Sorbit sind langkettige, mehrwertige Alkohole. Keine Angst, von diesen Alkoholen werden Sie keineswegs betrunken. Der Begriff Alkohol ist hier nur im chemischen Sinn zu verstehen, das heißt, daß sich am Kohlenstoffgerüst in diesem Fall sogar gleich mehrere OH-Gruppen, das sind Sauerstoff-Wasserstoff-Verbindungen, befinden. Je mehr dieser OH-Gruppen vorhanden sind, um so süßer schmeckt die Verbindung. Xylit ist von der Süßkraft her etwa vergleichbar mit dem normalen Zucker, während Sorbit etwa die Hälfte der Zuckersüßkraft entwickelt. Sorbit und Xylit sind weiße Pulver, die wasseranziehend wirken. Das Hobbythekteam ist bereits in der Vergangenheit auf diese süßen Zuckeraustauschstoffe aufmerksam geworden. Im Hobbythekbuch „Süßigkeiten mit und ohne Zucker" finden Sie ausführliche Beschreibungen der Zuckeraustauschstoffe und viele Rezepte. Mit Xylit und Sorbit lassen sich keine Kalorien einsparen, aber Sorbit ist zahnschonend, und Xylit wirkt sogar aktiv gegen Karies. Gerade für Kinder sind deshalb Süßigkeiten mit diesen Zuckeraustauschstoffen eine gesunde Alternative. Doch wer zuviel vom süßen Naschwerk ißt, den plagen schon einmal leichter Durchfall und vermehrte Gase.

Was hier eine unerwünschte Nebenwirkung ist, kann sich für den leicht verstopften oder darmträgen Menschen als äußerst wünschenswert darstellen. Beim Xylit scheinen sich übrigens die Darmbakterien sehr schnell auf den Zuckerersatzstoff einzustellen. Die laxierende Wirkung hört auf. Nach zwei bis drei Tagen Pause tritt die gewünschte Wirkung dann wieder auf.
Hier ein Rezept für köstliche ballaststoffreiche Süßigkeiten:

Fruchtgelee mit Ballaststoffen
Nehmen Sie 2 gestrichene Teelöffel Xylit oder Sorbit, rühren diese in 100 g Wasser und erhitzen dies, bis das Wasser kocht. Dann nehmen Sie es vom Feuer und geben 2 Teelöffel Frusips verschiedener Geschmackssorten (1:40 Konzentrat) hinzu oder 4 Teelöffel Frusips (1:20 Konzentrat). Anschließend rühren Sie einen gestrichenen Teelöffel Konjacmehl ein. Kurz kräftig durchrühren und auf einen flachen Teller gießen. Ein paar Minuten quellen lassen und anschließend mit einem scharfen Messer in rechteckige Portionshäppchen trennen. Abkühlen lassen, eventuell zwischen Eßpapier oder Oblaten geben.

Hände weg von Abführmitteln – auch von Kräutern?

Kräuter haben in unserer Zeit einen positiven Beiklang bekommen. Aber es gibt auch schlimme Ausnahmen. Pflanzliche Abführmittel gehören zu diesen negativen Vertretern. Sie wirken zwar extrem gut, fast könnte man sagen zu gut, doch sie führen schon nach wenigen Tagen in die Abhängigkeit. Sennesschoten und Sennesblätter, aber auch getrocknete Rhabarberwurzeln, Faulbaumrinde, Kreuzdornbeeren und Aloe sind die Hauptübeltäter auf diesem Gebiet. Sie verstecken sich in vielen Kräutertees zum Abführen, die in der Apotheke erhältlich sind. Also Vorsicht davor! Die Inhaltsstoffe reizen den Darm stark.

Als Reaktion auf diesen Reiz beginnen starke Darmbewegungen, die zu einer völligen Entleerung des Darms führen. Für den Verstopften ist dies zunächst ein freudiges Erfolgserlebnis. Doch am nächsten Tag wird er mit Sicherheit wieder keinen Stuhlgang haben. Das hat folgenden Grund: Im Dickdarm befindet sich die Stuhlmenge von ein bis drei Tagen. Da der Dickdarm durch die pflanzlichen Reizstoffe komplett geleert wird, wäre am nächsten Tag gar nicht genug Kot zum Ausscheiden vorhanden. Erst nach

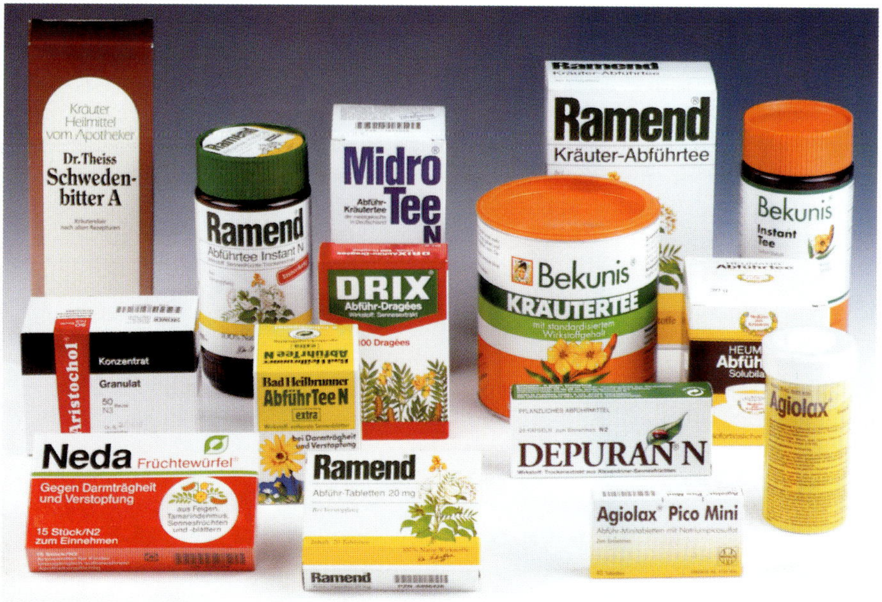

Abb. 6: Achtung: Auch vermeintlich harmlose pflanzliche Abführmittel aus der Apotheke – die dort zu den Verkaufsschlagern gehören – können große gesundheitliche Schäden hervorrufen. Finger weg von solchen Mitteln!

zwei bis drei Tagen wäre der Dickdarm wieder hinreichend gefüllt. So lange will der Darmpatient aber nicht warten. Er meint, er müsse bereits am nächsten Tag prompten Stuhlgang haben und hilft mit einer erneuten Dosis nach. Diese Spirale führt langsam dazu, daß der Darm seinen Reflex zur selbständigen Entleerung aufgibt. Er wird faul und muß nun tatsächlich ermuntert werden.

Gerade alte Menschen sind sehr häufig von den pflanzlichen Präparaten abhängig. In Alten- und Pflegeheimen ist es bequem, diese Mittel zu verwenden. Das Pflegepersonal weiß oft nicht einmal, daß man den alten Menschen keinen Gefallen damit tut, wenn man solche Präparate austeilt. Hinzu kommt das Problem, daß die Kost in diesen Versorgungseinrichtungen oft extrem ballaststoffarm, dafür aber fettreich ist. Viele ältere Menschen trinken darüber hinaus nicht genug und bewegen sich nicht ausreichend bzw. sind gar nicht mehr in der Lage, sich ausreichend zu bewegen. Da liefern natürlich die pflanzlichen Abführmittel eine prompte Hilfe. Die Verdauungsprobleme sind aber nur vordergründig gelöst.
Leider gibt es auch junge Menschen, die ihren Darm auf diese Weise dauerhaft schädigen. Beim Entwöhnen ist Leinsamen und Flohsamen sehr hilfreich (zu Müsli oder Porridge). Das gilt aber auch für andere Ballaststoffe.

Zur Risikominderung im Interesse eines vorbeugenden Verbraucherschutzes hat das Bundesinstitut für Arzneimittel und Medizinprodukte in Berlin zum 1.11. 96 eine Anwendungseinschränkung der in die Abhängigkeit führenden pflanzlichen Abführmittel angeordnet. Ab diesem Zeitpunkt dürfen die Mittel nur noch zur kurzfristigen Anwendung (kleine Packungsgrößen) bei Verstopfung und nicht mehr in anderen Anwendungsgebieten, wie zum Beispiel zur Gewichtsabnahme, eingesetzt werden. Dennoch werden sie weiterhin erhältlich sein. Übrigens gibt es auch Kräuter, die nicht in die Abhängigkeit führen. Allerdings sind diese in ihrer Wirkung auch viel schwächer. Wir haben für Sie das Rezept eines milden Verdauungstees zusammengestellt:

Verdauungstee

10 g	Malvenblüten
20 g	Holunderblüten
10 g	Fenchelsamen
10 g	Anissamen
10 g	Süßholzwurzel

Fenchelsamen und Anissamen wirken gegen Blähungen, sind krampflösend und leicht antiseptisch. Malvenblüten wirken leicht schleimbildend und somit reizlindernd. Holunderblüten haben ganz leicht abführenden Charakter, und Süßholz hat einen beruhigenden Einfluß auf den Magen. Verwenden Sie pro Tasse einen Teelöffel Kräutermischung, überbrühen Sie diese mit kochendem Wasser und lassen Sie den Tee 10 Minuten ziehen.

Individuelle Teemischungen aus Ihrer Apotheke

Viele unserer Teemischungen scheinen auf den ersten Blick aufwendig in der Herstellung. Ein Tee ist in einer Schale schnell gemischt, doch benötigen Sie dazu die angegebenen Teesorten. Prinzipiell können Sie sich einen Tee aber auch in der Apotheke mischen lassen. Sie ersparen sich so die vielen einzelnen Zutaten und können zudem eine viel kleinere Menge des Tees, vielleicht erst mal zum Kennenlernen, ausprobieren. Darüber hinaus werden wir uns natürlich darum bemühen, daß Sie die entsprechenden Tees bzw. Teemischungen in den Läden erhalten, die die Hobbythekprodukte führen.

Leber-Galle-Tee

15 g	Pfefferminzblätter
5 g	Wermutkraut
10 g	Tausendgüldenkraut
10 g	Löwenzahnkraut und -wurzel

Wermut, Löwenzahn und Tausendgüldenkraut enthalten Bitterstoffe und verleihen diesem Tee die bittere Note. Dies fördert die Produktion der Verdauungssäfte. Pfefferminze wirkt entkrampfend auf den oberen Verdauungstrakt und nimmt günstigen Einfluß auf den nervösen Dickdarm. Nehmen Sie einen Teelöffel Teemischung auf eine Tasse, übergießen Sie dies mit kochendem Wasser und lassen Sie den Tee 10 Minuten ziehen. In kleinen Schlucken genießen!

Tee bei Blähungen und Übelkeit

10 g Enzianwurzel
10 g Pomeranzenschale
10 g Tausengüldenkraut
10 g Wermutkraut

Der bittere Wermut und das leicht bittere Tausendgüldenkraut werden hier noch durch die Wirkung des Enzians unterstützt. Sie locken die Verdauungssäfte und regen insbesondere die Gallenproduktion der Leber an. Auch Pomeranzenschale wirkt im Tee schwach bitter, der Orangengeschmack hilft gegen Übelkeit. Trinken Sie den Tee ca. ½ Stunde vor der Mahlzeit, nach Möglichkeit ungesüßt. Falls Ihnen der Geschmack zu unangenehm ist, können Sie etwas Apfelsüße, Lightsüß oder Frusip Grapefruit zusetzen.

Rizinusöl

Rizinusöl gehört zu den klassischen Abführmitteln und hat in unserer heutigen Zeit seinen Platz verloren. Rizinusöl ist das kaltgepreßte Öl aus den Samen der Rizinuspflanze (*Ricinus communis*). Im Dünndarm wird das Öl gespalten und die Ricinolsäure freigesetzt. Diese bewirkt über eine Darmreizung eine prompte und völlige Entleerung. Rizinusöl ist in seiner Wirkung zu drastisch. Außerdem besteht die Gefahr, daß der Darm sich an die Reizung gewöhnt und so vom Rizinusöl abhängig wird. Die Einnahme von Rizinusöl ist sehr unangenehm. Das fette Öl schmeckt widerlich, selbst in wohlschmeckenden Emulsionen wird der schlechte Geschmack durchschlagen. Rizinusöl sollte als Abführmittel deshalb der Vergangenheit angehören. Wenn Rizinusöl, dann nur kaltgepreßtes (Apothekerqualität!), denn im Samen ist das giftige Ricin enthalten, das tödlich sein kann.

Sind Abführmittel überflüssig?

Eigentlich müßte jeder Mensch ohne Abführmittel leben können. Der gesunde Darm funktioniert auch ohne diese Präparate. Ballaststoffreiche Kost, genug Bewegung und ausreichende Flüssigkeitsaufnahme sollte jeden Menschen in die Lage versetzen, seinen Stuhlgang allein zu bewältigen. Allerdings gibt es hier sicherlich einige Ausnahmen. Menschen, die sich aufgrund einer Behinderung oder ihres Alters nicht mehr ausreichend bewegen können, oder Personen, die aufgrund bestimmter Krankheiten Diät einhalten müssen, mögen auf Abführmittel angewiesen sein. Allerdings müssen sie nicht zu aggressiven darmreizenden Mitteln greifen, denn es gibt viel sanftere Methoden. Prinzipiell unterscheidet man bei Abführmitteln verschiedene Wirkprinzipien. Es gibt wasserbindende, darmreizende und stuhlaufweichende Abführmittel.

Salze, die abführen

Zu den wasserbindenden Stoffen zählen auch Glauber- und Bittersalz. Diese grobkristallinen Salze sind wasserlöslich und haben einen leicht bitteren Geschmack. Chemisch handelt es sich um Natrium bzw. Magnesiumsulfat. Beide Salze ziehen aufgrund ihrer osmotischen Wirkung Wasser aus dem Gewebe in den Darm hinein und bewirken eine Verflüssigung des Stuhls. Meist kommt es gut eine Stunde nach der Einnahme von Glauber- oder Bittersalz zu einer recht flüssigen Entleerung. Diese Salze werden gern im Rahmen von Fastenkuren eingesetzt. Um den schlechten Geschmack dieser Salze zu überdecken, können Sie zu den Kristallen etwas Äpfelsäure und Frusip, zusammen eingerührt in ein Glas Wasser, zugeben.

Beide Salze sollten nur über einen sehr kurzen Zeitraum eingenommen werden, damit sich der Darm nicht an die Wirkung gewöhnt, und weil beide Salze bei längerer Einnahme Nebenwirkungen haben. Ein erhöhter Wasser- und Salzverlust, insbesondere von Kaliumsalzen, ist möglich. Das Natrium aus dem Glaubersalz kann darüber hinaus zu Bluthochdruck führen, das Magnesium des Bittersalzes kann Nervenstörungen, Müdigkeit und Blutdruckabfall auslösen.

Abführsalz

10 g Äpfelsäure
90 g Bitter- oder Glaubersalz

Nehmen Sie 2–3 Teelöffel gelöst in ein Glas Wasser, zur Geschmacksverbesserung können Sie durchaus noch ½ Teelöffel Frusip einrühren.

Die genannten Salze sind relativ preisgünstig. Wen der schlechte Geschmack nicht abstößt, sollte es ruhig mit diesem traditionellen Mittel versuchen.

Die Darmreizer

Zu den darmreizenden Präparaten gehört neben den pflanzlichen Mitteln und Rizinusöl auch der aus chemischen Laboratorien bekannte Indikatorfarbstoff Phenolphthalein. Im sauren Milieu ist dieser Stoff farblos, basische Umgebung färbt ihn dagegen rot. Da das Darmmilieu leicht basisch ist, kann hier sogar der Stuhl gefärbt werden. Darmreizend sind weiterhin Natriumpicosulfat und Bisacodyl, die zum Teil sogar allergische Reaktionen auslösen können. Wir raten von diesen drastischen Mitteln dringend ab, da sie unphysiologisch, also zu heftig wirken und schnell in die Abhängigkeit führen. Handelsnamen dieser Präparate sind: Becolax forte N, Bekunis Bisacodyl-Dragees, Darmol Abführschokolade, Darmol Bisacodyl-Dragees, Drix Bisacodyl-Dragees, Dulcolax NP Tropfen, Dulcolax Dragees und Zäpfchen, Florisan N Dragees und Zäpfchen, Kräuterlax Bisa Abführzäpfchen, Laxagetten Abführtabletten, Laxanin N Bisacodyl-Dragees 5 mg, Laxoberal Abführtabletten und Abführtropfen, Laxoberal Bisa Abführdragees, Obstinol, Regulax, Stadalax, Tempo-Lax, tempolax forte, Tirgon N.

Die Weichmacher

Die dritte Kategorie Abführmittel bedingt einen weichen, voluminösen Stuhl, der leicht ausgeschieden werden kann. Diese Wirkung zeigen die Ballast- und Schleimstoffe, die idealerweise meist in Sprossen und Körnern vorhanden sind. Kleie, Leinsamen, Flohsamen und Konjac sind hier die herausragenden Kandidaten.

Ernährungsumstellung bei Verstopfung

Essen Sie viel Vollkornprodukte und Gemüse. Ihre Nahrung sollte täglich mindestens 30–40 g Ballaststoffe enthalten. Unsere Hafercrispies, Erbsenfaser und Apfelpekt können auch in Brot und Kuchen eingebacken werden (vgl. *Seite 80 ff.*). Wenn Sie zur Zeit noch Abführmittel nehmen, verringern Sie nach und nach die Dosis und erhöhen Sie gleichzeitig die Menge der Ballaststoffe in Ihren Speisen. Weiterhin ist es aber auch wichtig, viel zu trinken, 2–3 Liter täglich, um dem Körper genügend Flüssigkeit zu geben.
Auch mit der kleinen Mahlzeit zwischendurch können Sie Ihre Ballaststoffbilanz aufbessern. Dazu im folgenden einige Rezepte und Anregungen:

Verdauungsanregende Leckereien

Krokant läßt sich keineswegs nur aus Nüssen oder Mandeln herstellen, auch ballaststoffreiche Körner lassen sich zu außerordentlich schmackhaftem Krokant verarbeiten. Wir haben verschiedene Körnermischungen, ausprobiert. Der Fantasie sind hier eigentlich keine Grenzen gesetzt. Verwenden Sie fertige Körnermischungen, oder greifen Sie unseren Vorschlag auf. Als besonders geeignet erscheinen uns Sonnenblumenkerne, Sesam, Floh- und Leinsamen sowie Kürbiskerne. Letztere dehnen sich beim Erhitzen in der Pfanne besonders aus und springen regelrecht in die Höhe. Also Vorsicht beim Rösten.

Körnerkrokant

50 g	Sonnenblumenkerne
50 g	Sesam
50 g	Kürbiskerne
12½ g	Leinsamen
12½ g	Flohsamen
300 g	Isomalt
1 TL	Karamelaroma

Mischen Sie die Kerne miteinander, und nehmen Sie 200 g dieser Mischung zur Krokantherstellung. Zunächst werden die Kerne in einer Edelstahlpfanne geröstet, bis sie hellbraun sind. Geben Sie sie dann zurück in eine Schüssel. Danach schmelzen Sie in der Pfanne unter Rühren das Isomalt. Sobald die Masse zart braun wird, nehmen Sie die Pfanne vom Herd und rühren die Körner unter.
Streichen Sie die Mischung auf ein mit Öl bepinseltes Backblech, und lassen Sie sie auskühlen. Danach können Sie die erstarrte Masse stampfen oder brechen. Sie können die Krokantschei-

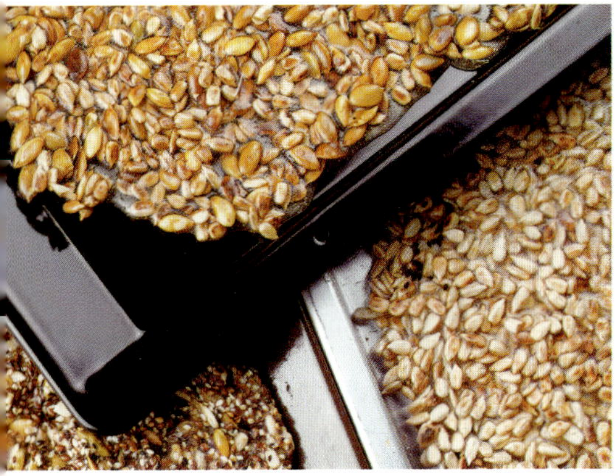

Abb. 7: Der köstliche Körnerkrokant läßt sich aus unterschiedlichen Körnermischungen herstellen. Probieren Sie selbst aus, welcher Ihnen am besten schmeckt.

Genauere Infos dazu finden Sie im Hobbythekbuch „Süßigkeiten mit und ohne Zucker". Der Isomaltkrokant wird nicht weich und ist somit länger haltbar.

Krokantmüsli
(1 Portion)

2	EL	zerstoßenen Körnerkrokant
2	EL	Sechskornflocken
2	EL	Hafercrispies HT
1	EL	Leinsamen
1	EL	Multipekt Plus
2		getr. Pflaumen, kleingeschnitten
2		getr. Feigen, kleingeschnitten

Geben Sie auf diese Mischung Milch, und süßen Sie je nach Geschmack. Da der Krokant schon eine gewisse Eigensüße enthält, ist ein zusätzliches Süßen nicht unbedingt notwendig.

Müsli Spezial

2	EL	Körnerkrokant
2	EL	Sechskornflocken oder Hafercrispies HT
2	EL	Hafercrispies Schoko
2	EL	Bananenchips
1	EL	Rosinen
1	EL	Haselnüsse

Haselnüsse hacken oder ganz lassen, das Ganze bei Bedarf süßen und Milch dazugeben. Der Ballaststoffgehalt liegt bei 12 g pro Portion.
Guten Appetit!

ben als Leckerei essen, oder Sie können sie in anderen Speisen verarbeiten, zum Beispiel in Ihrem morgendlichen Müsli.

Natürlich können Sie Krokant auch mit Zucker herstellen, Isomalt hat aber den Vorteil, daß es weniger Karies hervorruft und außerdem nicht hygroskopisch, d. h. wasseranziehend wirkt. Isomalt ist wie Lactulose eine Zuckerart, die durch Umformen herkömmlicher Zuckerbausteine gewonnen wird. Es ist eine Kombination von Sorbit, Mannit und Glucose.

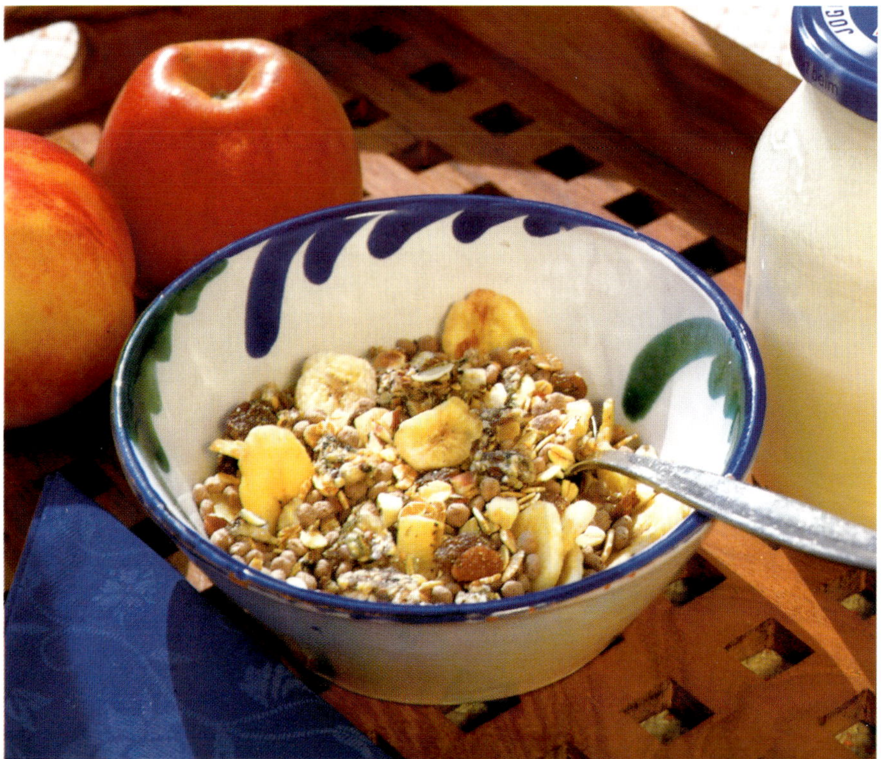

Abb. 8: Zerstoßener Körnerkrokant macht aus Ihrem Müsli eine ganz besondere Köstlichkeit.

Fruchthappen mit Konjac-Konzentrat:
Zusätzliche Ballaststoffe lassen sich zu vielen Speisen dazugeben. Eine originelle Lösung stellen Fruchthappen dar, die Sie je nach Geschmack mit den verschiedenen Fruchtaromen (Frusips) und Ballaststoffzusätzen herstellen können. Alle Fruchtschnitten basieren auf Konjac-Konzentrat. Nur mit diesem stark bindenden Konjacauszug ist es möglich, die nötige Festigkeit der Schnitten zu erzielen.

Pflaumen-Ballasthappen

100 ml	Wasser
6 EL	Pflaumenballast
4	getr. Pflaumen, kleingeschnitten
4	getr. Aprikosen, kleingeschnitten
2 EL	Rosinen
3 EL	Sorbit
3 EL	geh. Haselnüsse
3 geh. TL	Konjac-Konzentrat
2 Msp.	Zimt
1 Spritzer	Zitrone
3 Scheiben	Eßpapier oder Backoblaten

Geben Sie alle Zutaten bis auf das Konjac-Konzentrat in einen Topf und erwärmen Sie die Mischung. Kurz vor dem Kochen geben Sie das Konjac-Konzentrat hinzu, lassen das Ganze unter Rühren noch einmal kurz aufwallen und geben es dann sofort – jetzt läßt es sich noch gießen – zum Auskühlen auf einen Teller. Streichen Sie die fertige Masse fingerdick aus. Nach dem Erkalten die obere Seite ganz dünn mit etwas Honig bestreichen und eine Eßpapierplatte oder Backoblate aufdrücken. Umdrehen und zweite Platte aufkleben. Das Umdrehen ist leichter, wenn die Mischung auf Alufolie ausgestrichen wird. Dann hebt man das Alupapier und dreht die Platte um, das Alupapier läßt sich leicht wieder abziehen.
Das Rezept reicht für 1½ Platten, Sie müssen daher die dritte Scheibe Eßpapier in zwei gleichgroße Stücke teilen oder Sie verwenden Oblaten. Schneiden Sie die Masse in appetitliche Häppchen. Wir haben die Platte in 6 Stücke geschnitten. Der Ballaststoffgehalt pro Stück liegt bei 3 g.

Ananas-Ballasthappen

100 ml	Wasser
2 EL	Frusip Ananas
3 EL	Kokosflocken
3 EL	geh. Mandeln
3 TL	Sorbit
2 EL	Hafercrispies
1 TL	Apfel-Weizen-Ballast HT
2 geh. TL	Konjac-Konzentrat

Zubereitung wie oben beschrieben. Ananas-Ballasthappen haben eine besonders angenehme Festigkeit und eignen sich deshalb gut als Zwischenmahlzeit für unterwegs. Der Ballaststoffgehalt liegt bei 2 g pro Stück. Fruchthappen sind nur begrenzt haltbar. Bei Zimmertemperatur halten sie drei Tage, im Kühlschrank eine gute Woche.

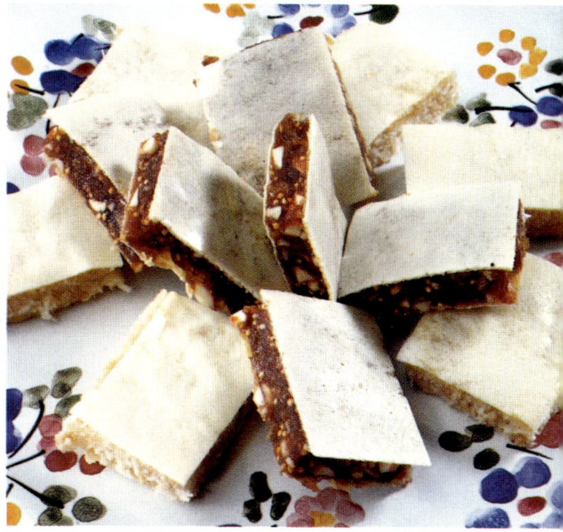

Abb. 9: Fruchthappen mit Konjac-Konzentrat.

Oligofructose und Inulin – die neuen löslichen Ballaststoffe

Oligofructose (Oligofruct HT) und Inulin (Inulin HT) werden aus der Zichorienwurzel gewonnen. Oligofructose schmeckt leicht und süß, während Inulin kaum Geschmack hat, dafür Speisen aber einen cremigen Charakter verleihen kann, besonders beim Joghurt. Beide Ballaststoffe bestehen aus Fructoseketten und können in unserem Darm nicht abgebaut werden. Statt dessen dienen sie den nützlichen Darmbewohnern als Nahrung und fördern so eine gesunde Darmflora. Außerdem binden sie im Darm Wasser und tragen so zu einem weichen, voluminösen Stuhl bei.

Halten Sie sich bitte an die angegebenen Mengen, andernfalls gibt's Blähungen.

Oligofruct-Verdauungshilfe

1 TL	Oligofruct HT
1 Glas	lauwarmes Wasser

Oligofruct in das Wasser geben, auflösen und direkt trinken.
Achtung: Oligofructose zieht Wasser an und muß deshalb immer in einem luftdicht verschlossenen Glas aufbewahrt werden.

Mittel zur Behandlung von Verstopfung

Nützliche Rohstoffe der Hobbythek für Darm und Po

Cremaba – die Basiscreme für sanfte Cremes und Lotionen

Cremaba ist eine hochwertige Basiscreme, die die Hobbythek zur Vereinfachung der Selbstherstellung von Kosmetik empfiehlt. Cremaba kann pur zur Hautpflege verwendet werden oder als Träger für Wirkstoffe dienen. Die Wirkstoffe werden einfach kalt untergerührt. Wichtig ist, daß zuerst alle öllöslichen und dann erst alle wasserlöslichen Substanzen hinzugegeben werden. Die Basiscreme enthält keine Konservierungsmittel, sondern nur Alkohol zur Haltbarmachung. Solange Sie nur ölige Substanzen oder Pulver zugeben, bleibt die Creme haltbar. Erst wenn zusätzliches Wasser hineingerührt wird, muß auch konserviert werden. Falls Sie ohne Konservierungsmittel arbeiten wollen, müssen Sie die Haltbarkeit der Creme auf sehr kurze Zeit begrenzen. Wenn Sie eine Creme von Grund auf selbst herstellen wollen, dann empfehlen wir Ihnen die Hobbythekbücher „Die 5 Minuten Kosmetik" oder „Cremes und sanfte Seifen".

Rewoderm HT – ein milder Verdicker

Bei diesem rein pflanzlichen Verdikkungsmittel handelt es sich um ein sehr mildes Tensid, das gleichzeitig auch Rückfettungseigenschaften besitzt, außerordentlich hautverträglich und sehr gut mit anderen Tensiden kombinierbar ist. Für die Fachleute: Es handelt sich um ein nichtionisches Tensid. Es ist eine Substanz, die weitgehend aus Kokosfett und Glycerin gewonnen wird. Dem Glycerin verdankt es den wasserliebenden Teil, dem Kokosfett den fettliebenden. Es kann in einer Rezeptur zwischen 1 und 4 Prozent eingesetzt werden.

Facetensid

Bei diesem Tensid handelt es sich um das mildeste Tensid, das die Hobbythek ausfindig gemacht hat. Es ist, für die Fachleute unter Ihnen, ein Citronensäurealylpolyglykolester-sulfosuccinat. Die Hautverträglichkeit ist außerordentlich gut, und es reizt die empfindlichen Schleimhäute der Augen auch nicht im konzentrierten Zustand. Facetensid ist auch von der offiziellen Einstufung als nicht irritierend klassifiziert und praktisch völlig ungiftig, auch wenn es sich durch chemische oder enzymatische Einflüsse zersetzen würde. Außerdem ist es als nicht-mutagen, d. h. als nicht krebsauslösend, klassifiziert. Es ist nicht brennbar, fällt nicht unter die technische Anleitung Luft und besitzt eine Wassergefährdungsklasse II, d. h. ökologisch ist es völlig unbedenklich. Für seine Mildheit ist sicherlich auch der pH-Wert zwischen 6 und 6,5 verantwortlich, der in etwa dem pH-Wert der Haut entspricht.
Das Facetensid haben wir zunächst für empfindliche Kindershampoos, Gesichtswaschcremes, Duschgels und sogar als Hundeshampoo verwendet. Wir fanden es auch für die Rezepte in diesem Buch geradezu ideal.

Anale Abführmittel

Eigentlich ist es logisch, daß Abführmittel auch von hinten eingeführt werden können. Sie wirken schließlich im Dickdarm, und dessen Endstück, das Rektum, ist für jedermann ohne Probleme vom After her zu erreichen. Dort wirken sie auf verschiedene Weise. Sie können zum Beispiel den harten Kotpfropf, der in der Regel mit der Verstopfung einhergeht, aufweichen. Gleichzeitig reizen sie die Darmwand und regen so die Darmperistaltik, also die Ausscheidungsbewegungen, an. Fettige oder seifige Stoffe fördern darüber hinaus das sanfte Hinausgleiten des Stuhls.

Die wohl häufigste anale Therapieform ist das Zäpfchen. Kinder, die noch keine Tabletten schlucken können, bekommen auf diesem Weg auch andere Medikamente verabreicht. Im Erwachsenenalter ist die rektale Einnahme eines Zäpfchens dagegen ungewohnt und für manchen von uns sogar ein wenig peinlich. Lassen Sie sich davon nicht schrecken, nur Mut, Sie werden sehen, wie angenehm und prompt die Wirkung eines Abführzäpfchens sein kann. Die Herstellung der Zäpfchen haben wir ausführlich bereits auf *Seite 56 f.* beschrieben.

Glycerinzäpfchen HT
(für 6 Zäpfchen)

6 g Glycerin
12 g Kakaobutter

Kakaobutter im Wasserbad schmelzen, Glycerin einrühren, bis sich eine gleichmäßig aussehende Masse bildet. Diese in Einmalzäpfchenformen gießen und nach dem Erkalten verschließen. Pro Zäpfchen sollte 1 g Glycerin als Wirkstoff enthalten sein. Glycerin „schmiert" den Darm. Es zieht Wasser an und weicht den Kot auf. Darüber hinaus entfaltet es eine leichte Darmreizung. Glycerin kann bereits bei Säuglingen eingesetzt werden.

„Seifen"zäpfchen à la Hobbythek
(für 6 Zäpfchen)

1 g Facetensid
12 g Kakaobutter

In die geschmolzene Kakobutter das Facetensid einrühren, die Masse in Einmalzäpfchenformen füllen und nach dem Abkühlen mit Klebeband verschließen. Im Kühlschrank sind sie über mehrere Wochen haltbar. Facetensid hat als seifenähnliche Substanz leicht emulgierende und schmierende Eigenschaften. Facetensidzäpfchen weichen den harten Stuhlpfropf auf. Sie sind ein mildes, aber zuverlässiges Abführmittel.

Rizinuszäpfchen
(für 6 Zäpfchen)

6 g Rizinusöl
12 g Kakaobutter

In die geschmolzene Kakaobutter das Rizinusöl (Apothekerqualität! vgl. *Seite 62*) hineinrühren. Diese Schmelze wird in Einmalzäpfchenformen gegossen und nach dem Abkühlen mit Klebeband verschlossen und im Kühlschrank aufbewahrt. Rizinusöl bzw. seine Abbauprodukte reizen die Darmwand. Es darf deshalb auf keinen Fall als mildes Abführmittel bezeichnet werden. Sie sollten nur im extremen Notfall zum Rizinuszäpfchen greifen. Als fettes Öl schmiert Rizinus den Enddarm und zeigt gleichzeitig eine stuhlerweichende Wirkung.

Rehabilitation für Klistier und Einlauf

Wer erschauert nicht, wenn er das Wort Klistier hört. Der Einlauf wird nicht nur mit der unangenehmsten Abführmethode, sondern vielleicht sogar mit Menschenquälerei in Verbindung gebracht. Beide Methoden schreiben wir normalerweise der Vergangenheit zu, denn früher, so denken wir, hatten die Menschen noch keine anderen Behandlungsmöglichkeiten und benutzten deshalb solche Roßkuren. Doch weit gefehlt. Wir haben gesehen, welche Gefahren vor allen Dingen in pflanzlichen Abführmitteln stecken. Weltweit dürften wohl mehrere Millionen Menschen von solchen Hilfsmitteln abhängig sein. Klistiere und Einläufe, vorausgesetzt Sie benutzen die entsprechend milden Substanzen, zählen dagegen zu den harmlosen Verfahren. Das war früher tatsächlich anders. Auf alten Stichen und Abbildungen sehen wir noch den Arzt oder Apotheker mit riesigen, eisernen Klistierspritzen stehen. Allein diese Apparate lehrten wohl die armen „Nutznießer" das Fürchten. Auch weil sich in den Klistieren und Einlaufspritzen in der Regel aggressive Kernseife befand, war diese drastische Behandlung sehr unangenehm. Der Darm wurde aufs gröbste gereizt und gab nun seinen verhärteten Inhalt preis. Die modernen Einmalklistiere, die Sie in der Apotheke kaufen können (Babylax, Mikroklist), enthalten diese scharfen Stoffe natürlich nicht mehr. In den heute handelsüblichen Präparaten finden sich Glycerin, Salze und milde

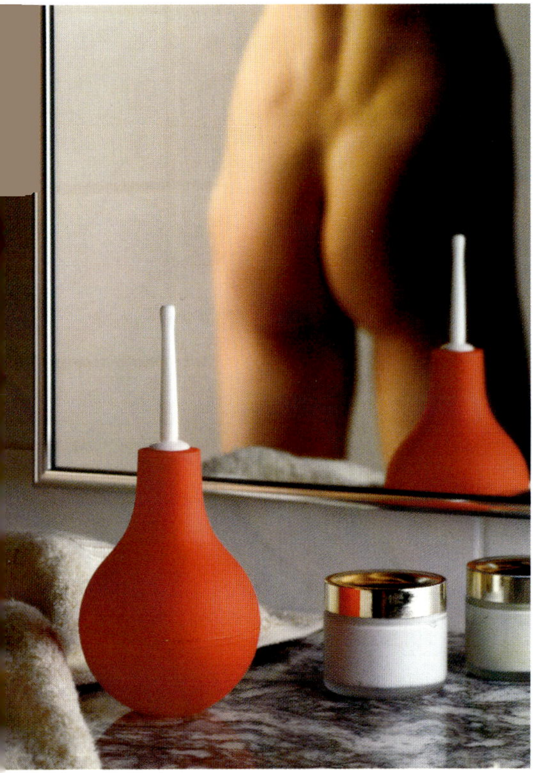

Abb. 10: Scheuen Sie sich nicht davor, einmal zum Klistier zu greifen. Unsere Rezepte sind äußerst sanft und erfolgreich in der Wirkung.

Seifen. Allerdings sind die Tenside immer noch relativ aggressiv, zum Beispiel das häufige Natriumlaurylsulfosuccinat-Acetat. Wir meinen, daß unser Facetensid, das ja noch nicht einmal die wesentlich empfindlicheren Schleimhäute der Augen angreift, viel sanfter ist – und das bei gleicher Wirkung. Dies haben unsere vielfältigen Selbstversuche bestätigt.Deshalb hier ein Rezeptvorschlag für eine besonders sanfte Klistierlösung zum Selbstanrühren:

Sanftes Abführklistier
(85 bis 125 ml)

10 Tr.	Facetensid
3 Tr.	Teebaumöl
10 g	Sorbit (2 gehäufte TL)
1 Msp.	Kochsalz
80–120 ml	abgekochtes, abgekühltes Wasser

Rühren Sie das Teebaumöl in das Facetensid und fügen Sie Sorbit und Kochsalz zu. Wasser zugeben und kurz umrühren, bis alles gelöst ist.

Diese Flüssigkeit saugen Sie in eine Klistierspritze mit Gummiballon, die Sie in der Apotheke und voraussichtlich – wie alle anderen Zutaten auch – in den Läden erhalten, die die Hobbythekrohstoffe führen. Es gibt diese Ballonklistiere mit verschiedenen Inhaltsgrößen, von 25 ml (wird oft auch als Ohrdusche bezeichnet und kann sehr gut als Ersatz für Fertig-Miniklistiere verwendet werden) über 75 ml, 115 ml bis 200 ml und größer. Stören Sie sich nicht an der Bezeichnung Kubikzentimeter. 1 ml entspricht einem Kubikzentimeter. Wir empfehlen im übrigen die 75–115 ml Inhaltsgrößen, die sind in der Anwendung am bequemsten. Diese birnenförmigen Gummiklistiere besitzen oben einen Kunststoffschacht, der in den After eingeführt wird. Wer Schwierigkeiten hat, sollte etwas Vaseline oder unsere Gleitcreme verwenden.
Wählen Sie den Wasseranteil nach Ihrem persönlichen Bedarf. Einen empfindlichen Darm sollten Sie besser mit einer stärker verdünnten Lösung behandeln, ein wenig empfindlicher Darm verträgt dagegen auch eine konzentrierte Lösung. Von dieser können Sie dann entsprechend weniger verwenden.
Sie können sich kleine Klistiere selber einverleiben. Auf der Toilette haben Sie das Problem, daß die Klistierflüssigkeit möglicherweise schnell wieder heraus läuft. Günstiger ist die Seitenlage auf dem Bett oder der Couch. Achten Sie darauf, daß Sie die Polster und Matratzen mit einer Plastikunterlage (zum Beispiel eine aufgeschnittene Einkaufstüte) schützen.

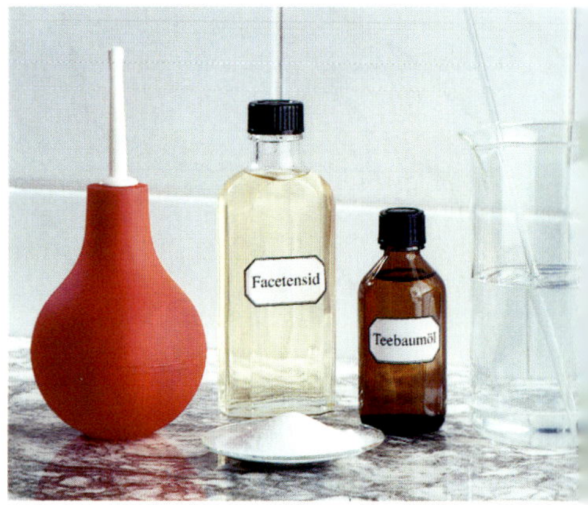

Abb. 11: Diese Zutaten brauchen Sie für ein sanftes Abführklistier.

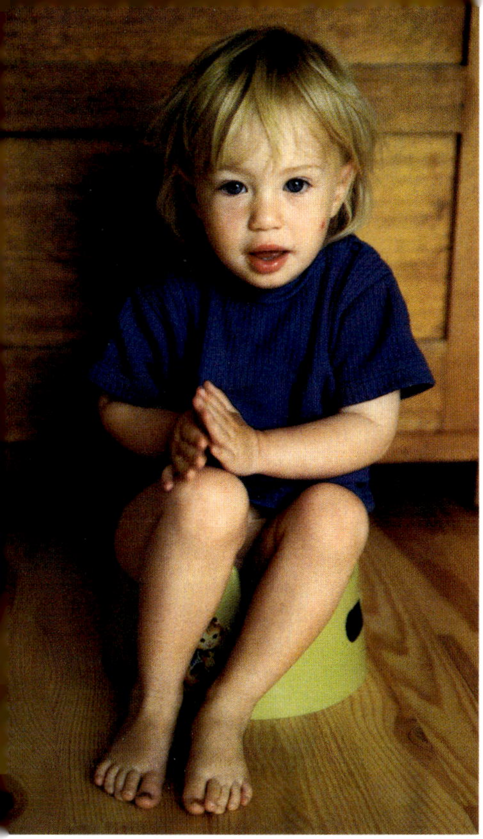

Abb. 12: Auch Kinder leiden schon mal unter Verstopfung. Wenn die Beschwerden richtig unangenehm werden, sollten Sie es einmal mit einem Glycerinklistier probieren.

Glycerinklistier
(besonders für Kinder geeignet)

5 g	85 % Glycerin
1 Tr.	Teebaumöl
5 bis 10 g	frisch abgekochtes, abgekühltes Wasser

Flüssigkeiten miteinander mischen und in die kleine Ohrspritze aufziehen. Die Wirkung des Klistiers entspricht weitgehend der des Glycerinzäpfchens. Die Klistierflüssigkeit läßt sich jedoch einfacher herstellen als die Zäpfchen und vielleicht auch angenehmer einführen.

Kleiner Einlauf à la Hobbythek

2 g	Facetensid
5 Tr.	Teebaumöl
1 Msp.	Kochsalz
200 bis 250 ml	abgekochtes Wasser

Dieser kleine Einlauf (mit großem Klistierballon) wirkt nicht nur über seine Inhaltsstoffe, sondern die größere Flüssigkeitsmenge erhöht das Darmvolumen und spült gleichzeitig den Kot mit Resten heraus. Von einigen Menschen wird das Gefühl, das beim Einlauf entsteht, als unangenehm empfunden. Versuchen Sie sich deshalb in einer bequemen Stellung zu entspannen. Es empfiehlt sich die Seitenlage. Schützen Sie unbedingt Ihr Bett oder Ihre Couch mit einer Gummiunterlage bzw. Plastikfolie. Sie können die Prozedur auch im Sitzen auf der Toilette versuchen oder in hingekauerter Haltung. Sollte dies alles für Sie schwierig sein, so genieren Sie sich nicht, sondern bitten Sie ein Familienmitglied oder einen Freund bzw. eine Freundin um Hilfe. Saugen Sie die gesamte Einlaufflüssigkeit mit dem Klistierballon auf, und drücken Sie sie in einem für Sie angenehmen Tempo in den After und Darm.

Großer Einlauf à la Hobbythek

5 g	Facetensid
5 Tr.	Teebaumöl mit Kamillentee auf 1 Liter auffüllen
1 Msp.	Kochsalz

Für diesen Einlauf benötigen Sie eine spezielle Einlaufapparatur, einen sogenannten Irrigatortopf, und die Hilfe eines Partners. Den Irrigatortopf gibt es für 20 bis 25 DM in der Apotheke. Füllen Sie die Einlaufflüssigkeit hinein. Legen Sie sich seitlich auf eine Couch, und lassen Sie sich den Schlauch aus dem Irrigator mit seiner Spitze ca. 5 cm tief in den After stecken. Nun wird von Ihrem Helfer der Irrigatortopf hochgehoben. Je höher der Topf, um so schneller wird die Einlaufflüssigkeit in den Darm fließen. Sie bzw. Ihr Helfer können auf diesem Weg den Einlauf genau steuern. Halten Sie die gesamte Einlaufflüssigkeit ca. 10 Minuten im Darm zurück und entleeren Sie sich dann auf der Toilette. Da diese Entleerung mit Sicherheit eine vollständige ist, werden Sie erst nach drei Tagen wieder Stuhlgang haben.

Rezepte gegen Durchfall

Leichter Durchfall kann in der Regel schon mit einer ausgewogenen und schonenden Ernährung erfolgreich behandelt werden. Bekannt ist, daß Bananen und Schokolade stopfen, wobei wir aus Kaloriengründen die ersteren empfehlen. Sie können die Banane auch mit zerriebenem Apfel zerdrücken. Eine Bouillon mit Ei und etwas Salz wirkt sich ebenso schonend für Ihren Darm aus wie Reis- oder Haferschleim mit etwas Salz gewürzt. Dazu haben wir hier ein spezielles Rezept entwickelt:

Schonkost mit Haferschleim

200 ml	Wasser
2 EL	Vollkornhaferflocken
2 gehäufte EL	Hafercrispies
1–2 EL	Apfelsüße HT
1 TL	Frusip Mandarine oder Banane

Das Wasser aufkochen, die Haferflocken und -crispies hineingeben, 1 Minute kochen lassen, mit Apfelsüße und Frusip abschmecken. Etwas abkühlen und verzehren.
Sie können auch eine salzige Variante mit Brühe herstellen. Hierfür geben Sie statt Apfelsüße und Frusip gekörnte Fleisch- oder Gemüsebrühe dazu.

Tee gegen Durchfälle

Weniger bekannt sind Teedrogen, die eine Wirkung gegen Durchfälle zeigen. Zu ihnen zählen Frauenmantel, Odermennig und Gänsefingerkraut, die übrigens auch bei uns heimisch sind. Die Blätter des Frauenmantels (*Alchemilla vulgaris*) sehen im getrockneten Zustand tatsächlich wie kleine weite und faltige Pelerinen aus. Hauptwirkstoffe in den Blättern dieses Rosengewächses sind Gerbstoffe und Flavonoide (natürliche Seifenstoffe). Diese wirken zusammenziehend auf die Schleimhäute und stärken sie so. Odermennig (*Agrimonia eupatoria*) ist ebenfalls gerbstoff- und flavonoidreich. Von diesem gelbblühenden Rosengewächs werden die kurz vor der Blüte stehenden oberirdischen Pflanzenteile verwendet. Odermennig wirkt leicht zusammenziehend auf die Schleimhäute. Gänsefingerkraut (*Potentilla anserina*) unterstützt mit seinen Gerbstoffen und Flavonoiden die Therapie unspezifischer Durchfallerkrankungen. Einige Experten schreiben dem Kraut zusätzlich noch eine entkrampfende Wirkung zu, die zur Zeit noch untersucht wird. Das lichtempfindliche Kraut soll in lichtundurchlässigen Tüten oder Büchsen aufbewahrt werden.
Hier das Rezept:

Tee bei Durchfall

1 TL	Frauenmantel
1 TL	Odermennig
1 TL	Gänsefingerkraut
1 TL	Schwarzer Tee

Verwenden Sie 1 bis 2 gehäufte Teelöffel der Teemischung auf eine Tasse, übergießen Sie diese mit kochendem Wasser und lassen Sie den Tee 5–10 Minuten ziehen, absieben und in kleinen Schlucken trinken!

Da diese Teedrogen relativ unbekannt sind, müssen Sie sie vermutlich in der Apotheke bestellen. Lassen Sie sich doch gleich die drei Kräuter miteinander mischen, und geben Sie zu Hause lediglich den schwarzen Tee hinzu. Auf diese Art und Weise können Sie eine insgesamt kleine Menge beim Apotheker abnehmen.

Elektrolytlösungen

Starke Durchfälle sind immer auch durch einen starken Flüssigkeitsverlust gekennzeichnet. Die Todesursache bei Cholera und Ruhr ist fast immer die Dehydratation, also das Austrocknen des Erkrankten. Natürlich müssen Sie bei schweren Durchfällen den Arzt aufsuchen. Sie können jedoch schon bei leichten Durchfällen versuchen, mit Elektrolytgaben den Salzhaushalt Ihres Körpers positiv zu beeinflussen. Dadurch kann der Körper, nicht zuletzt über die osmotische Kraft der gelösten Teilchen (vgl. *Seite 58*), das Wasser im Körper zurückhalten. Prinzipiell könnten Sie diese Wirkung auch über die im Handel erhältlichen Elektrolytdrinks wie Isostar, Aquarius etc. erreichen, allerdings haben diese aufgepeppten Limonaden eine leicht magen- und darmreizende Wirkung und sind deshalb für diesen Zweck ungeeignet. Wenn man Elektrolytpulver in der Apotheke kauft, sollte man darauf achten, das es kein Natriumhydrogencarbonat (Natron) enthält, das kann das Wasseraufnahmevermögen des Körpers verringern.

Isotrunk bei Elektrolytverlust nach Durchfall

1 geh. TL	Salz
2 TL	Zucker oder 2–3 Tabletten Lightsüß
2 TL	Multimineralpulver Super HT
1 l	Tee oder Wasser
1 TL	Frusip

Beim Tee können Sie unseren Tee gegen Durchfall (vgl. *Seite 70*), Kamillentee oder dünnen schwarzen Tee verwenden. Kochen Sie den Tee, und mischen Sie Salz und das Multimineralpulver Super HT unter. Zuckern Sie ihn, oder geben Sie den Süßstoff hinein. Trinken Sie diese Mischung nach Ihrem Durstempfinden. Täglich können Sie bis zu 2 Liter davon trinken. Achten Sie darauf, daß Sie über den Tag verteilt insgesamt mindestens drei Liter Flüssigkeit (auch stilles Wasser oder Durchfalltee) zu sich nehmen.

Bei leichtem Durchfall braucht man keine speziellen Elektrolytlösungen, geeignete Getränke sind Kamillen-, Pfefferminz- oder Fencheltee, auch normales Trinkwasser (besser: Wasser angereichert mit 2–4 Teelöffel Frusip und 4 Tabletten Lightsüß) sowie Tomaten- oder Karottensaft. Milch, Kaffee oder Alkohol können den Durchfall verstärken. Cola wird bei Durchfall oft empfohlen, dies ist aber nicht sinnvoll, denn Cola enthält viel zu viel Zucker und wenig Salze. Bei schwererem Durchfall deshalb unbedingt unsere Elektrolytlösung (siehe oben) trinken. Später Tee und stilles Mineralwasser nachtrinken, dazu Kohlenhydrate wie leichtes Weizenbrot, Toastbrot und Haferschleim mit Wasser gekocht (vgl. *Seite 70*) essen.

Aktivkohle und andere adsorbierende (bindende) Mittel

Kohletabletten sollten in keiner Haus- oder Reiseapotheke fehlen. Die extrem große Oberfläche dieser medizinischen Kohle kann Erreger binden. Diese werden dann mit dem (meist flüssigen) Stuhlgang nach draußen befördert. Kohletabletten haben keine Nebenwirkungen und können auch in sehr hohen Dosen eingenommen werden. Mit diesem Mittel kann man sich ohne Gefahr allein behandeln. Neben Kohletabletten (Aktivkohle) zeigen Kaolin und Heilerde eine ähnliche, aber nicht so ausgeprägte Wirkung. Natürlich ersparen Ihnen diese Mittel bei schweren Durchfällen nicht den Arztbesuch.

Vom Vorbeugen zur Verstopfung – chemische Antidurchfallmittel

Die Pharmaindustrie hat einige gut wirksame Antidurchfallmittel auf den Markt gebracht, die in vielen Fällen heute die traditionellen Kohletabletten abgelöst haben. Die Tabletten enthalten den Wirkstoff Loperamid. Sie beruhigen die Darmaktivität, das heißt die Peristaltik wird verringert und der Durchfall so gemildert. Zwar zeigen diese Medikamente eine stärker ausgeprägte Wirkung als Kohletabletten, doch sie bergen auch einige Gefahren. Zum einen dürfen solche Mittel in gar keinem Fall vorbeugend, beispielsweise bei einer Tropenreise, eingenommen werden. Schlimmste Verstopfungen sind die Konsequenz dieses unvernünftigen Verhaltens. Doch auch bei ordnungsgemäßer Einnahme bergen diese Mittel eine Gefahr. Da der Durchfall augenblicklich aufhört, meint der Patient, er sei nun gesund. Eine ernste Infektion oder andere Krankheitsursachen können dadurch lange unentdeckt bleiben und werden verschleppt. Wir raten deshalb zur Vorsicht vor solchen Medikamenten (Handelsnamen: Boxolip, Immodium akut, Lop-Dia, Loperamid Stada, loperamid von ct, Mandros Diarstop).

Sanfte Pflege für den Po

Zum Waschen, Pflegen und Kurieren

Die Analwaschcreme der Hobbythek

Sie ist besonders empfehlenswert bei Durchfall und Hämorrhoiden und besteht aus einem Tensid, das dafür sorgt, daß auch wasserunlösliche Substanzen von Haut und After entfernt werden können. Wir haben dafür wieder unser Facetensid verwendet, denn wir dachten uns, was fürs Gesicht gut ist, ist auch für den Hintern nicht zu schade.

In die Waschcreme gehört natürlich auch ein leichtes Desinfektionsmittel. Dafür ist unser Tausendsassa Teebaumöl vorgesehen, das sowohl gegen Bakterien als auch gegen Viren und vor allem gegen Pilze, zum Beispiel gegen Candida, wirksam ist (vgl. *Seite 52*). Teebaumöl wirkt gleichzeitig aber auch heilend. Insofern ist es ideal, vor allem, wenn man es noch mit Salbeiöl und natürlichem Lavendelöl oder Rosenöl kombiniert. Das gibt der Waschcreme eine angenehme Duftnote. Außerdem haben wir noch eine Rückfettungskomponente zugefügt und dafür eignet sich unser Fluidlecithin Super geradezu ideal (vgl. *Seite 41*).

Schließlich benötigen wir noch eine Substanz, die aus der flüssigen Waschemulsion eine Creme macht. Dies ist unser Rewoderm HT – ein mildes, verdickendes Tensid. Da das Facetensid sehr konzentriert ist (40 % WAS = Waschaktive Substanzen), wird das Ganze noch mit Wasser auf etwa 15 % WAS verdünnt.

Hier das Rezept:

50 ml	Facetensid
10 ml	Fluidlecithin Super
1 ml	Teebaumöl
0,5 ml	Salbeiöl
1 ml	Lavendelöl
60 ml	lauwarmes Wasser
1 TL	Zitronensaftkonzentrat
3–4 ml	Rewoderm HT

Geben Sie Fluidlecithin und die ätherischen Öle zum Facetensid und füllen dies mit dem Wasser auf. Dann Zitronensaftkonzentrat – oder Kalweg – zugeben und Rewoderm HT unterrühren, bis die Waschsubstanz eine angenehme Konsistenz hat. Geben Sie es ganz vorsichtig in einem feinen Strahl aus der Kunststoffflasche mit Locheinsatz unter stetigem Rühren hinein, denn sonst wird die Creme zu dick. Sollte dies geschehen, können Sie ohne weiteres noch etwas Wasser hinzufügen.

Lavendelöl kann auf der empfindlichen Analhaut oder im weiblichen Intimbereich leicht brennen. Empfindliche Menschen sollten deshalb das Lavendelöl weglassen und statt dessen den Wasseranteil mit Rosenwasserkonzentrat HT (5 Tropfen) versetzen. Ihre Analpflege duftet dann ganz zart nach Rosen. Alles ist leicht kalt anzurühren.
Nichtsdestotrotz werden wir uns bemühen, daß Sie diese Analwaschcreme auch fertig in den Läden angeboten bekommen, die die Rohstoffe zur Realisierung unserer Rezepte führen. Füllen Sie diese Waschcreme unbedingt in eine Pumpspenderflasche, die läßt sich einhändig bedienen, so daß die Anwendung später einfacher ist.

Eine Salbe für den Anus

Wir meinen, daß die Analregion genauso gepflegt werden sollte wie der Mund. Aus diesem Grund haben wir eine spezielle Analsalbe entwickelt, die vor allen Dingen dann zur Pflege des empfindlichen Anus angebracht ist,

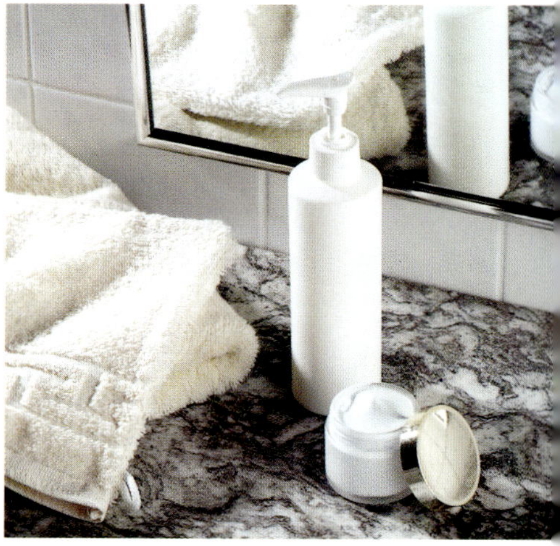

Abb. 13: Mit Waschcreme und Pflegesalbe können Sie Ihrem Anus eine angenehme und gesunde Pflege angedeihen lassen.

wenn er entzündet oder strapaziert ist. Sie können diese Salbe nach dem Stuhlgang oder einfach zur Beruhigung der Analregion einsetzen.

5 Tr.	Deutsches Kamillenöl (aus der Stammpflanze *Matricaria recutita*)
10 Tr.	Niaouliöl (*Melaloica quinquinervia*)
50 g	Basiscreme HT

Rühren Sie die ätherischen Öle ganz einfach in die Basiscreme (vgl. *Seite 66*) ein. Das Kamillenöl wirkt entzündungshemmend und verleiht der Creme eine zartblaue Farbe. Niaouliöl zeigt einen günstigen Einfluß auf Hämorrhoiden.

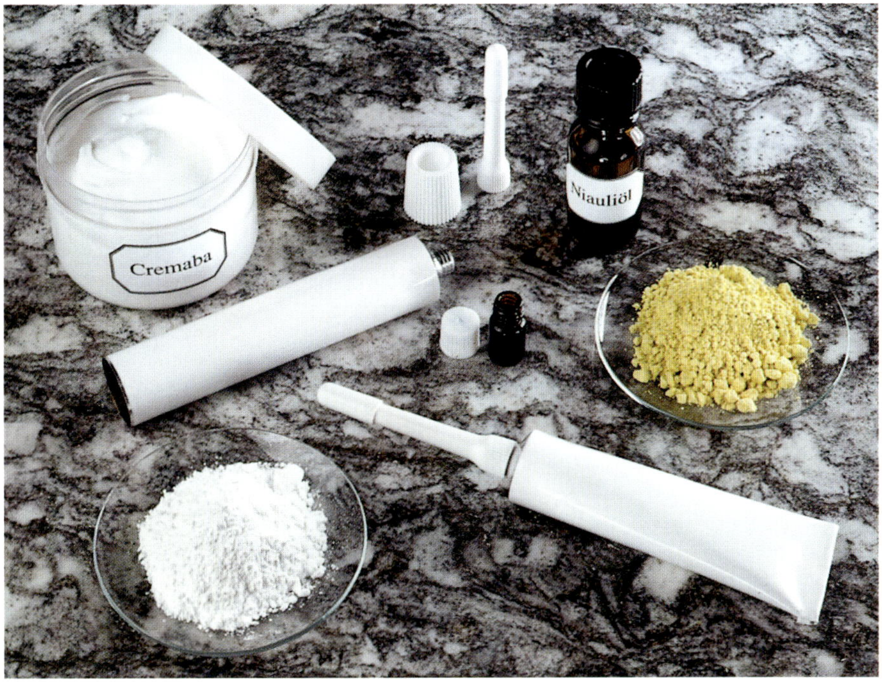

Abb. 14: Zur Erleichterung der Anwendung von Analsalben gibt es spezielle Applikatoren, die einfach auf die Tube aufgeschraubt werden.

Sie können die Creme in ein Töpfchen geben oder in eine Tube mit einem speziellen Applikator, d.h. einem aufschraubbaren Vorsatz, mit dem sie in die Analöffnung eingeführt werden kann. Diese röhrchenförmigen Applikatoren können Sie auf die Tubenöffnung ganz einfach aufschrauben. Sie erhalten sie ebenfalls in den Läden, die die von der Hobbythek empfohlenen Produkte führen.

Hämorrhoidensalbe

Die folgenden Rezepte gelten ausschließlich für leichte Hämorrhoidenleiden, in schwereren Fällen suchen Sie unbedingt den Arzt auf. Dieser wird aber ganz sicher nichts gegen die eben beschriebene Analpflege haben, die zwar etwas umständlicher ist, als permanent Medikamente zu verwenden, aber im Zuge der Sparmaßnahmen wird es ihm wohl willkommen sein. Deshalb geben wir Ihnen auch das Rezept einer preiswerten und trotzdem sehr wirksamen Hämorrhoidensalbe.

Hämorrhoidensalbe HT

30 g	Basiscreme HT
5 Tr.	Deutsches Kamillenöl oder
0,5 ml	Teebaumöl
20 Tr.	Niaouliöl
1 g	Zinkoxyd
1 g	Wismutgallat
1 TL	D-Panthenol

Vermengen Sie zunächst die pudrigen Bestandteile Zinkoxyd und Wismutgallat mit dem D-Panthenol, so daß sich keine Klümpchen bilden. Rühren Sie dann die Basiscreme hinein und fügen anschließend die ätherischen Öle hinzu. Alles gut miteinander vermischen und fertig ist die Creme. Wenn Sie sie länger aufbewahren wollen, dann können Sie auch noch 3 Tropfen des Konservierungsmittels Paraben K zufügen. Ansonsten im Kühlschrank aufbewahren, dann hält sich die Salbe mindestens 14 Tage auch ohne Konservierung.
Füllen Sie anschließend die Creme wieder in eine Tube, die Sie in den Läden bekommen, die die Hobbytheksubstanzen führen. Dort erhalten Sie auch das Röhrchen zum Aufschrauben, den sogenannten Applikator.
Zum Schluß noch ein Rezept für Hämorrhoidenzäpfchen:

Hämorrhoidenzäpfchen HT
(für 6 Zäpfchen)

18 Tr.	Teebaumöl
6 Tr.	Niaouliöl
3 Tr.	Deutsche Kamille
12 g	Kakaobutter

Schmelzen Sie die Kakaobutter, setzen Sie die ätherischen Öle zu und gießen Sie die Masse in die Einmalzäpfchenformen (vgl. *Seite 56*). Die Hämorrhoidenzäpfchen dienen ebenfalls zur Pflege des Afters. Da sie langsam im Anus schmelzen, entfalten sie ihre pflegende Wirkung über einen längeren Zeitraum. Teebaumöl wirkt entzündungshemmend und leicht desinfizierend. Niaouliöl strafft das Hämorrhoidengewebe.

Darm, Anus und Sexualität

Da wir uns in diesem Buch ausdrücklich der Neutralität und Unvoreingenommenheit verpflichtet haben, möchten wir Ihnen dieses Thema nicht vorenthalten. Leser, die dies anders sehen, bitten wir, dieses Kapitel zu überschlagen. Ab *Seite 75* ist dann wieder alles unverfänglich.

Das Gesäß besitzt in vielen Kulturen eine sexuell stimulierende Komponente. Neben dem Stimulus vollziehen aber auch eine Reihe von Menschen den Analverkehr. Diese Praxis ist keineswegs nur unter Homosexuellen üblich, sondern wird auch von Heteropaaren betrieben. Der Analverkehr birgt einige Gefahren, da Anus, Mast- und ggf. Dickdarm eigentlich für diese „Nutzung" nicht vorgesehen sind.
Die Tatsache, daß sich AIDS gerade in Homosexuellenkreisen mit rasender Geschwindigkeit ausgebreitet hat, liegt nicht nur an dem oft häufigen Partnerwechsel, sondern auch an der sexuellen Praxis selber. Der Darm wird beim Analverkehr stark gedehnt und strapaziert. Mikrowunden und kleine Risse sind die Folgen. Durch diese Eintrittspforten können der AIDS-Erreger, aber auch die Krankheitsverursacher der verschiedenen Gelbsuchtarten in den Körper eindringen. Der Analverkehr birgt aufgrund der Anatomie von After und Darm ein weitaus höheres Infektionsrisiko als der Vaginalverkehr. Schutz liefern die allseits bekannten Präservative. Für ein besseres Hineingleiten in den After sorgen Gleitcremes. Übrigens werden Gleitcremes keineswegs nur beim Analverkehr verwendet. Viele Heteropaare unterstützen auch den Vaginalverkehr mit der glitschigen Creme. Das kann übrigens durchaus amüsant und aufregend sein. Wir haben ein Rezept für eine Gleitcreme entwickelt, die Sie bei Bedarf sogar noch mit bestimmten Geschmacksstoffen „verfeinern" können.

Gleitcreme à la Hobbythek

30 g	Glycerin
3 Tr.	Teebaumöl
2 Meßl.	Xanthan
2 g	Fluidlecithin Super
70 g	abgekochtes, erkaltetes Wasser

Bei Bedarf geben Sie, sozusagen für die Seele, einen Spritzer Frusip nach Geschmack hinzu und für den Duft 3 Tropfen Rosenwasserkonzentrat HT. Wenn Sie die Gleitcreme länger aufbewahren wollen, geben Sie zur Konservierung noch 10 Tropfen Paraben K hinein.

Fluidlecithin, Glycerin und Xanthan zusammengeben und intensiv vermischen. Wir haben unsere Gleitcreme an verschiedenen prall aufgeblasenen Kondomen getestet. Auch nach mehreren Stunden Einwirkzeit blieben die Präservative absolut dicht. Dasselbe haben wir dann anschließend mit Vaseline

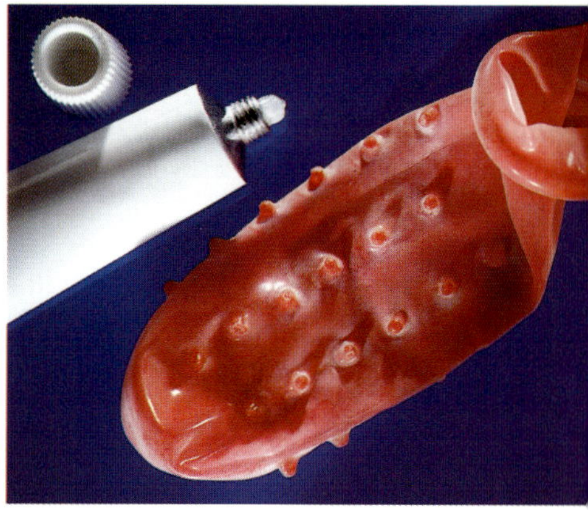

Abb. 15: Für solche Kondome braucht man auf jeden Fall eine Gleitcreme, aber viele homo- wie heterosexuelle Paare benutzen sie auch beim Gebrauch normaler Kondome.

gemacht, die üblicherweise ja für solche Zwecke verwendet wird. Damit entwich die Luft aber schon innerhalb weniger Minuten. Trotz dieser positiven Ergebnisse für die Gleitcreme HT werden Sie verstehen, daß wir keinerlei Haftung für absolute Dichte übernehmen können.

Essen Sie sich gesund: Ballaststoffreiche Speisen

Mit den folgenden Rezepten wollen wir Ihnen helfen, auf genußvolle Weise den Ballaststoffanteil Ihrer Mahlzeiten zu steigern. Sie wissen ja, Ballaststoffe sind das A und O zur Sanierung des Darms. In jedem Fall wollen wir Ihnen beweisen, daß Sie gesundheitsbewußt essen und gleichzeitig genießen können. Damit gehen wir dem weitverbreiteten Vorurteil an den Kragen, Menschen, die sich vorbeugend um ihre Gesundheit kümmern, seien Asketen und keine Genießer.
Brot sollte eigentlich die Hauptquelle für Ballaststoffe sein. Aber auch Nudeln und Pizza, die normalerweise fast überhaupt keine Ballaststoffe beinhalten, fügen wir in unseren Rezepten die Ballaststoffe Erbsenfaser HT und Konjacmehl bei. Natürlich weisen wir Sie auch auf Grundnahrungsmittel hin, die von sich aus schon viel Ballaststoffe enthalten. Damit Sie nicht ganz auf

Tabelle 2: Ballaststoffgehalte verschiedener Getreidesorten.

je 100 g Nahrungsmittel enthalten	kcal	Ballaststoffe (g)
Gerste, Graupen	302	10,7
Hafer, Vollkorn	359	5,6
Hafer, Vollkornflocken	363	6,7
Haferkleie	392	18
Hirse, Korn	354	4
Mais, Korn	333	9,2
Mais, Popcorn	368	10
Reis, Vollkorn	348	4
Reis, Korn geschält	347	1,4
Roggen, Vollkorn	264	13,2
Roggen, Mehltyp 997	299	10,8
Roggen, Mehltyp 1150	295	13,3
Roggen Vollkornmehl	273	16,8
Roggenkleie	176	47,5
Weizen, Vollkorn	304	10,4
Weizen, Mehltyp 405	339	2,2
Weizen, Mehltyp 550	339	2,4
Weizen, Mehltyp 1050	330	4
Weizen Vollkornmehl	306	11,6
Weizen, Kleie	149	53

Süßigkeiten aller Art, wie Waffeln, Kuchen und Torten, süße Riegel, Nußecken usw. verzichten müssen, haben wir uns viele Rezepte einfallen lassen, die gesundheitsbewußten Anhängern solcher Leckereien sehr entgegenkommen, ja sogar die Verdauung fördern. Nun also zum Brot.

Im Laufe der Zeit haben wir Ihnen, liebe Leser, schon eine Menge Brotrezepte vorgestellt. Viele Hobbythekanhänger backen schon seit über 20 Jahren ihr Brot nach unseren Rezepten. Aber wir sind nicht stehengeblieben. Vor 5 Jahren haben wir noch einen draufgelegt. Wir haben neue Zutaten entdeckt und Ihnen vorgestellt, mit denen das Backen noch einfacher und besser von der Hand geht. Es sind vor allen Dingen die beiden Substanzen Reinlecithin P und Weizenkleber HT, die wir auf der *Seite 40 f.* ausführlich beschrieben haben. Damit wird Ihnen garantiert jedes Brot gelingen – Hand drauf! Diesmal wollen wir Ihnen noch eine Erleichterung bieten, weil wir wissen, daß manchmal das Abwiegen der Rezeptmengen für viele etwas umständlich ist, und weil die Industrie mittlerweile auch Fertigbackmischungen anbietet, bei denen man aber kaum weiß, was wirklich drin ist. Deshalb haben wir uns bemüht, daß Sie die Brotbackmischungen der Hobbythek, die genau unseren Rezepten aus diesem Buch entsprechen, auch als Fertigbackmischung bekommen. Trotzdem können Sie dann noch sehr viel Individualität einbringen, denn diese Brotbackmischungen lassen sich sehr leicht nach eigenem Geschmack variieren. Wir werden uns bemühen, daß die Geschäfte, die die Hobbythekzutaten verkaufen, diese Backmischungen in ihr Sortiment aufnehmen. Damit können Sie selbstverständlich auch Brötchen oder Pizzas backen. Zunächst beginnen wir mit dem Brotbacken von Hand, im zweiten Teil werden wir uns dann auch den in letzter Zeit immer mehr in Mode kommenden Brotbackautomaten widmen.

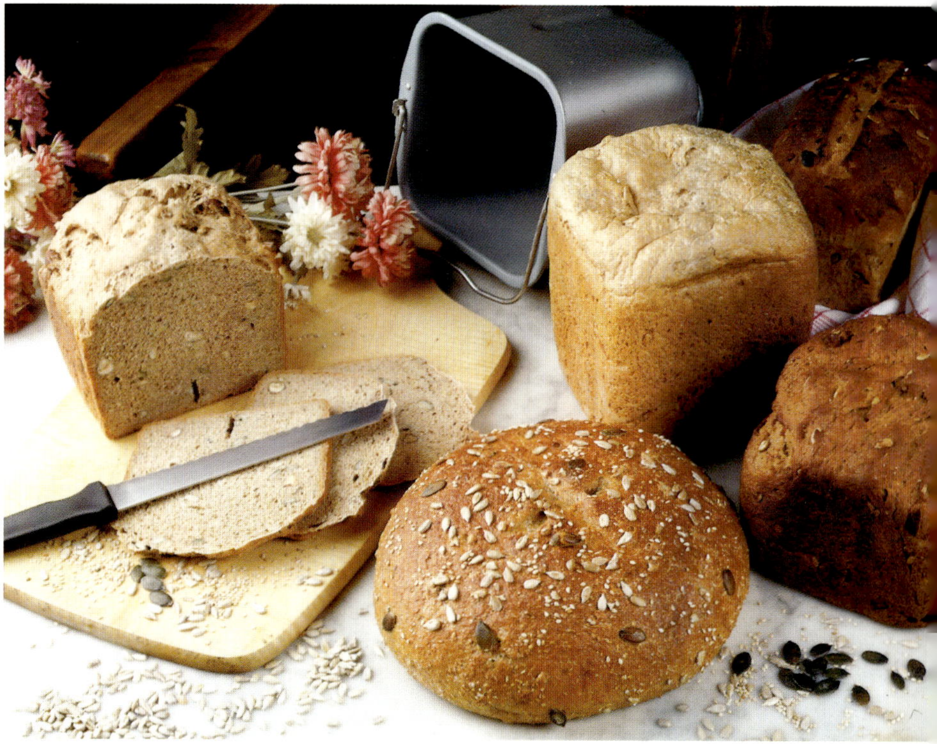

Abb. 1: Besonders ballaststoffreich: Brote aus Vollkornmehl. Hier gibt es zahlreiche Möglichkeiten zur Variation!

Delikate Brote mit viel Ballast

Zur Herstellung des Teigs

Alle Zutaten, bis auf die Hefe, müssen Sie zunächst trocken vermischen. Die Hefe wird in der gesamten Wassermenge aufgelöst, ebenso der Sauerteig.

Dann kneten Sie den Teig 2–3 Minuten mit der Küchenmaschine. Falls Ihre Küchenmaschine keinen Intervallschalter besitzt, müssen Sie nach 1–1,5 Minuten eine kurze Pause zum Überhitzungsschutz einlegen. Sie können zum Kneten auch ein einfaches elektrisches Handrührgerät mit Knethaken verwenden.

Nun folgt die erste Teigruhezeit. Lassen Sie den Teig in der Schüssel abgedeckt 30–40 Minuten bei einer Temperatur von ca. 20–25 °C stehen. Danach müssen Sie den Teig auf jeden Fall nochmals von Hand kneten. Falls gewünscht, können Sie jetzt Körner oder weitere Zutaten wie Rosinen oder Nüsse sorgfältig einkneten. Die geformte Kugel geben Sie nun in eine gefettete oder mit Backpapier ausgelegte Kastenform oder auf ein gefettetes oder mit Backpapier belegtes Backblech. Die Teigoberfläche bestreichen Sie mit Wasser. Wenn Sie möchten, können Sie Körner oder ähnliches zur Dekoration darüberstreuen. Wichtig ist, daß Sie den Teig gut abdecken, damit er nicht austrocknet.
In der nun folgenden zweiten Teigruhezeit muß der Teig nochmals 50 Minuten ruhen.

Das Backen

Falls Sie mit einem Heißluftofen backen, stellen Sie ihn auf die höchste Stufe. Den normalen Backofen heizen Sie auf 250 °C vor. Vor dem Einschieben des Brotes gießen Sie in die Fettpfanne des heißen Backofens eine große Tasse heißes Wasser (ca. 0,2 l). Dann schieben Sie das Brot sofort ein. Dieser Vorgang ist sehr wichtig für eine knusprige Kruste, denn durch die Hitze und die Feuchtigkeit vermalzt die Stärke an der Oberfläche. Das ist das Geheimnis der braunen Farbe, sie beruht nicht auf einem Anrösten. Dann die Backofenhitze etwas herunterschalten auf 240 °C. Das Backen dauert 30–35 Minuten (240–250 °C).
Das fertige Brot nehmen Sie dann sofort heraus und lassen es auf einem Gitter auskühlen. Roggenbrot braucht immer etwas länger zum Auskühlen. Alle nach unseren Rezepten gebackenen Brote haben den Vorteil, relativ lange wirklich frisch zu schmecken und nicht auszutrocknen. Das liegt unter anderem an der Zugabe von Reinlecithin P.

Die Rezepte für eine ganze Menge von Broten finden Sie ab *Seite 80*. Es sind dieselben Rezepte, die Sie auch für den Einsatz in Backautomaten verwenden können, und deshalb wollen wir zunächst kurz auf diese neue, bequeme Möglichkeit eingehen.

Brote, die sich von selbst backen

Stellen Sie sich vor, Sie werden morgens wach, und aus Ihrer Küche strömt schon der Duft eines köstlichen Brotes, bereits fertig gebacken und noch ganz frisch und warm. Dieses Zauberkunststück vollbringt eine ausgeklügelte Technik mit vollautomatischen Programmen. Unser anfängliches Mißtrauen gegen diese Backautomaten hat sich schnell gelegt, nachdem wir die knusprigen Ergebnisse in der Hand hielten. Das einzige, was die Brote wirklich

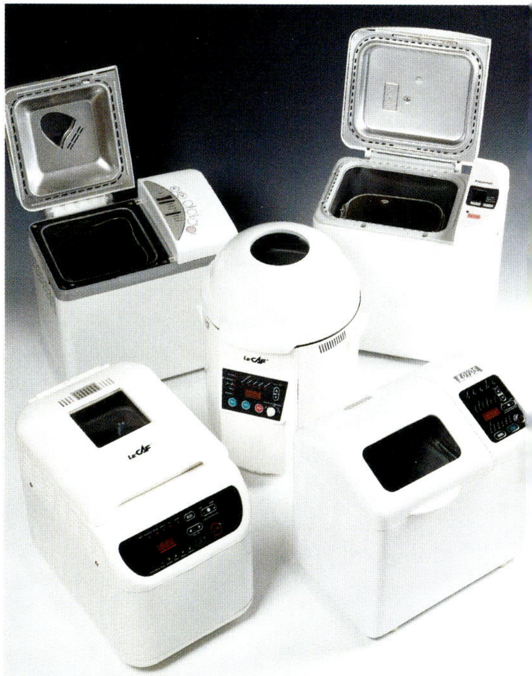

Abb. 2: In solche Backautomaten brauchen Sie nur die Rezeptzutaten hineinzugeben. Dann verschließen, Backprogramm einstellen und abwarten – fertig ist das frische, selbstgebackene Brot.

unterscheidet, ist die äußere Form: Das liebevoll von Hand gemachte sieht natürlich besser aus. In der Maschine ist immer die für ein Brot etwas ungewöhnliche quadratische Kastenform vorgegeben. Für alle, die selbstgebackenes Brot lieben, aber nicht genug Zeit und Muße haben, alle 2–4 Tage frisches Brot zu backen, ist die Brotbackmaschine eine sinnvolle Anschaffung. Wir haben mehrere Brotbackmaschinen für Sie getestet. Die Maschinen kosten zwischen 180 und 450 DM. Eine wichtige Erkenntnis war, daß das Brot in allen von uns getesteten Backmaschinen fast gleich gut wird. Eine große Rolle bei diesen erfreulichen Ergebnissen spielen natürlich unsere Rezepte à la Hobbythek.

Mit einer Brotbackmaschine und einer Vollkorn-Backmischung der Hobbythek backen Sie mit weniger als 5 Minuten Vorbereitungszeit ein frisches Brot. Sie geben nur die Backmischung mit der entsprechenden Menge Wasser und Hefe in die Maschine, der Rest erledigt sich von alleine, sogar mit Zeitschaltautomatik.
Generell sollten Sie sich dabei natürlich stets an die Gebrauchsanleitung des Herstellers halten. Die Reihenfolge, in der man die Zutaten hineingibt, ist anders als beim Backen von Hand. Dies liegt daran, daß beim Einsatz der Zeitschaltautomatik möglich sein muß, daß die Zutaten zunächst einmal bis zu 10 Stunden unverändert in der Maschine bleiben können. Man kann also nicht sofort die Hefe mit dem Wasser vermischen. Folgendermaßen sollten Sie vorgehen:
Die mögliche Brotgröße variert je nach Modell zwischen 750 und 1 000 g. Die Rezeptmenge müssen Sie dann entsprechend umrechnen.
Nehmen Sie die Backform aus dem Gerät heraus, und setzen Sie den Knethaken ein. Geben Sie zuerst die Flüssigkeit hinein. Es kann auch frischer Sauerteig zugefügt werden.

Bei längerer Zeitverzögerung kann die Sauerteigmenge reduziert werden, dann müssen Sie aber entsprechend mehr Mehl und Wasser zugeben.
Vermischen Sie alle Mehlsorten, Lecithin, Weizenkleber, evtl. Trockensauer und Margarineflöckchen trocken miteinander, und geben Sie diese ebenfalls in den Behälter.
Drücken Sie in die Mitte des Mehles eine Vertiefung und geben die Hefe dort hinein.
Verteilen Sie Salz und Zucker auf dem Rand, damit sie keinen Kontakt zur Hefe haben. Geben Sie die Backform in die Maschine und starten Sie das Programm.
Nach dem Ende des Backvorgangs nehmen Sie die Form aus dem Gerät und holen das fertige Brot mit einem Ruck heraus. Zum Auskühlen legen Sie das warme Brot auf ein Gitter. Vergessen Sie nicht, den Knethaken aus dem Brot zu entfernen. Dies können Sie sowohl beim warmen als auch bei dem schon abgekühlten Brot tun.

Brotrezepte

Für alle folgenden Rezepte gilt:

- Es ist immer die benötigte Hefemenge als Frischhefe angegeben. Wenn Sie Trockenhefe verwenden, rechnen Sie es einfach nach den Angaben auf dem Päckchen um.
- Wollen Sie das Brot mit hellem Weizenmehl Type 405 backen, geben Sie weniger Wasser zu. Es sind natürlich auch Mischungen aus hellem Weizenmehl und Vollkornmehl möglich.
- Mit der Zugabe von Reinlecithin P (vgl. *Seite 40 f.*) gelingt jedes Brot und speziell das mit dem vollen Korn besser. Es wird etwas lockerer und hält auch die Feuchtigkeit gut. Das Brot bleibt ca. 4–5 Tage lang angenehm frisch. Wenn es richtig aufbewahrt wird, auch länger.
- Weizenkleber ist pflanzliches Eiweiß aus dem Weizen, das die Backeigenschaften jedes Mehles verbessert. Verringert man die im Rezept angegebene Menge, so wird das Brot etwas kleiner und geht nicht ganz so hoch auf (vgl. *Seite 41*).
- 1 Meßlöffel hat 2,5 ml Inhalt.

Backen mit Vollkornmehl

In unseren Rezepten wird logischerweise wegen des hohen Ballaststoffanteils überwiegend Vollkornmehl verwendet.
Da das Backen mit Vollkornmehl nicht ganz so einfach wie mit hellem Mehl ist, geben wir Weizenkleber HT und Reinlecithin P hinzu.
Mit unseren Rezepten backen Sie so köstliche Vollkornbrote, daß Sie kein

anderes Brot mehr essen wollen. Selbst entschiedene Weißmehl-Verfechter konnten wir damit überzeugen. Sollten Sie trotzdem Lust auf ein weißes Brot haben, empfehlen wir Ihnen unser Weißbrot mit Ballaststoffen.

Der Sauerteig

Bevor es an die eigentlichen Rezepte geht, möchten wir Sie in die höhere Kunst des Brotbackens einführen. Diese beginnt mit dem selbstgezogenen Sauerteig. Der Sauerteig ist, da täuscht uns sein Name, kein eigenständig backbarer Teig, sondern, ähnlich wie die Hefe, ein wichtiger Bestandteil des Roggenbrotes. In diesem Teig arbeitet eine ganze Armee von Mikroorganismen für die Brotqualität. Der Sauerteig ist eine Mischung aus Mehl und Wasser, in der sich spontan Milchsäure- und Essigsäurebakterien vermehren (vgl. *Seite 41*) und den Teig ansäuern. Diese natürliche Säure gibt dem Brot einerseits seinen herzhaften Geschmack, andererseits kann Roggenmehl ohne Zusatz von Säure überhaupt nicht verbacken werden. Roggenmehl enthält zu wenig Klebereiweiß, statt dessen aber schleimbildende Stoffe, die sogenannten Pentosane. Zwar können auch sie die Backeigenschaften verbessern, doch das Mehl enthält auch Enzyme, die diese Pentosane so schnell abbauen, daß der Teig während des Backens in sich zusammenfällt. Die Säuerung bremst diesen enzymatischen Abbau, so daß auch der Roggen backfähig wird. Der allererste Sauerteigansatz braucht 3 Tage. Später kann er immer wieder leicht vermehrt werden. Der überschüssige Sauerteig läßt sich portionsweise einfrieren und bei Bedarf auftauen und verwenden, so daß er stets zum Backen verfügbar ist.

Die drei Stufen des Sauerteigansatzes

1. Stufe

Verrühren Sie ca. 130 ml warmes Wasser (40 °C) und 100 g Roggenvollkornmehl. Decken Sie die Schüssel mit einem Teller oder Deckel ab, damit die Oberfläche nicht trocken wird. Das Roggenvollkornmehl braucht wegen der enthaltenen Schleimstoffe besonders viel Wasser. Bei Weizenvollkornmehl oder normalem Roggenmehl Type 815 oder Type 1150 genügen 100 ml Wasser. Die Bakterien, die die Säuerung bewirken (Milchsäure- und Essigbakterien) sind bei nicht bestrahltem oder erhitztem Mehl von Natur aus enthalten. Nur deshalb funktioniert diese Methode, die übrigens die Detmolder Bundesforschungsanstalt für Getreide und Kartoffelverarbeitung entwickelt hat.

Stellen Sie den Ansatz nun für 24 Stunden an einen warmen Platz.

Im Sommer genügt es, die Schüssel in der Küche stehen zu lassen.

Im Winter ist ein Plätzchen auf der Heizung vorteilhaft, aber Vorsicht, der Ansatz darf nicht heißer als 35 °C werden. Steht der Sauerteig relativ warm, wachsen mehr Milchsäurebakterien darin, sind die Temperaturen kühler, vermehren sich die Essigbakterien stärker. Sowohl mit Milchsäurebakterien als auch mit Essigbakterien erhalten Sie einen guten Sauerteig. Geschmacklich ist jedoch ein Überschuß an Milchsäurebakterien zu bevorzugen.

2. Stufe

Nach 24 Stunden riecht der Teig schon ganz leicht sauer. Geben Sie dazu nochmals 100 g Roggenvollkornmehl und ca. 130 ml warmes Wasser (40 °C) hinzu, und verrühren Sie beides mit dem bereits vorhandenen Ansatz. So bekommen die Bakterien wieder frische Nahrung.

Lassen sie den Ansatz erneut 24 Stunden abgedeckt stehen. Bei relativ warmen Temperaturen kann diese zweite Stufe auf 12–20 Stunden Wartezeit verkürzt werden, falls der Teig schon Blasen wirft.

3. Stufe

Der Teig riecht jetzt schon sehr säuerlich. Mehl und Wasser werden noch mal verdoppelt, geben Sie also zu dem bestehenden Ansatz nochmals 200 g Roggenvollkornmehl und ca. 260 ml warmes Wasser (40 °C) hinzu, und verrühren Sie diese wiederum mit dem bestehenden Ansatz. Lassen Sie die Mischung weitere 24 Stunden abgedeckt stehen. Auch diese letzte Stufe kann auf 12–20 Stunden verkürzt werden, wenn der Teig schon sehr sauer riecht und viele Blasen enthält. Die Blasen sind ein Zeichen für das entstehende Kohlendioxid und die Aktivität der Bakterien, die die Stärke in Milchsäure oder Essigsäure umwandeln.

Die Sauerteigvermehrung

Von dem fertigen Sauerteig können Sie zum Beispiel 200 g sofort zum Backen verwenden und den verbleibenden Rest sofort wieder verdoppeln. Dieser Vorgang dauert jetzt nur noch 12–24 Stunden. Je nach Temperatur kann diese Zeit auch unterschritten werden.

Sauerteig-Trockenpulver

Sauerteig ist wie Hefe im Handel als Trockenpulver erhältlich. Dieses Trockenpulver hat eine ähnliche Qualität wie der selbstgezogene Sauerteig, ist aber auf Dauer relativ teuer. Wenn im Rezept 200 g frischer Sauerteig benötigt werden, verwenden Sie 100 g des Sauerteigpulvers und geben ca. 130 ml Wasser mehr hinzu. Aber es geht auch ohne Sauerteig. Die Säuerung wird ja vorwiegend durch Milchsäurebakterien erzeugt, und die haben zum Beispiel in der Buttermilch genügend Milchsäure erzeugt, so daß man auch dieses Naturprodukt auf einfache Weise zum Brotbacken verwenden kann.

Brot mit Buttermilch gebacken, schmackhaft und pfiffig

Eine interessante Alternative zum Sauerteig ist Buttermilch. Hier wirkt, wie erwähnt, die Milchsäure darin ähnlich wie der Sauerteig (vgl. *Rezepte Seite 82*). Nun aber zu den eigentlichen Brotrezepten:

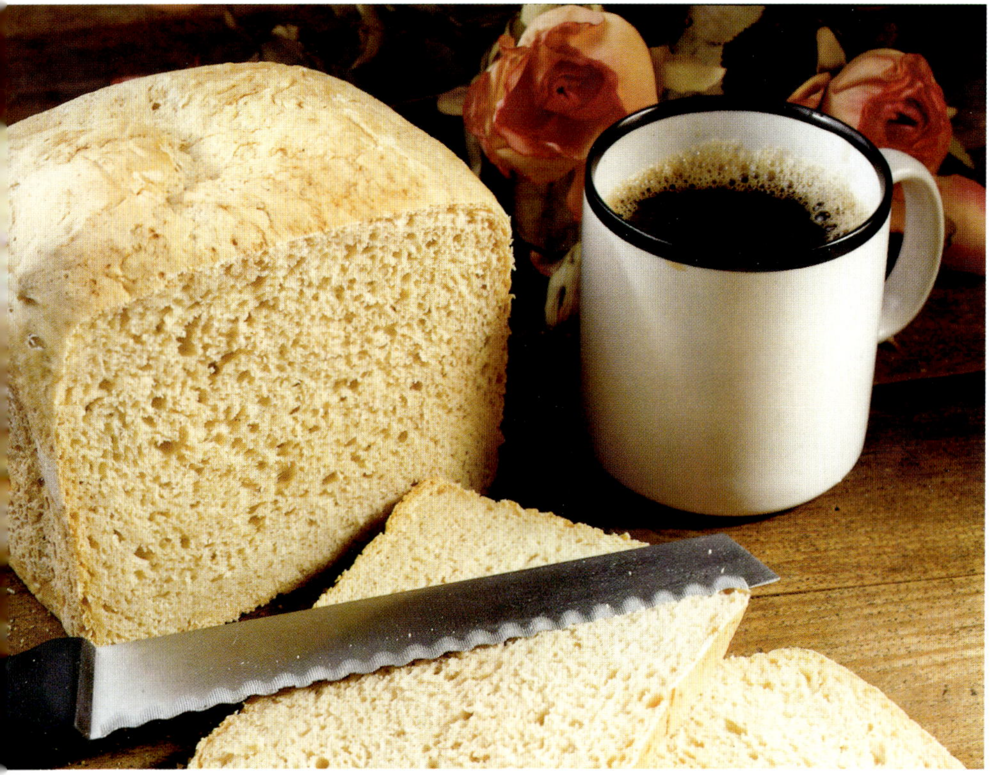

Abb. 3: Auch ein Weißbrot kann viel Ballaststoffe enthalten.

Weizen-Vollkornbrot

450 g	Weizenvollkornmehl
20 g	Erbsenfaser HT
20 g	Weizenkleber HT
2,5 g	Reinlecithin P (2 Meßl.)
5 g	Zucker (1 TL)
5 g	Margarine oder Butter
10 g	Jodsalz (2 TL)
20 g	frische Hefe
330–350 ml	Wasser

Das ausgekühlte Brot wiegt etwa 730 g und hat einen Ballaststoffgehalt von 70,2 g, das entspricht 9,6 %.
Zur Brot-Herstellung lesen Sie bitte ab *Seite 76*.
Variationen: Nach der ersten Teigruhezeit können Sie zusätzlich 50–100 g Körner, Flocken, Hafercrispies etc. unterkneten. Wenn Sie 50 g Hafercrispies mitbacken, hat das Brot 10,8 % Ballaststoffe.
Zum Backen in der Brotbackmaschine wählen Sie das Programm „Vollkorn", Backstufe „Dunkel".
Besonders gut schmeckt frisch gemahlenes Dinkel- oder Grünkernmehl.

Weißbrot mit Ballaststoffen

350 g	Weizenmehl Type 405
70 g	Erbsenfaser HT
30 g	Weizenkleber HT
2,5 g	Reinlecithin P (2 Meßl.)
5 g	Zucker (1 TL)
5 g	Margarine oder Butter
10 g	Jodsalz (2 TL)
20 g	frische Hefe
370–380 ml	Wasser

Das ausgekühlte Brot hat einen Ballaststoffgehalt von ca. 10 %.
Zur Brot-Herstellung lesen Sie bitte ab *Seite 76*. Backen in der Brotbackmaschine mit dem Programm „Normal", Backstufe „Dunkel". Das Brot ist für all diejenigen gedacht, die gerne mal helles Brot essen, sich aber trotzdem ballaststoffreich ernähren wollen.
Variationen: Zusätzlich 10 g Konjacmehl zur Mehlmischung geben oder Weizenvollkornmehl verwenden.

Vollkorn-Mischbrot mit Sauerteig

250 g	Weizenvollkornmehl
50 g	Roggenvollkornmehl
20 g	Erbsenfaser
50 g	Weizenkleber HT (2 geh. EL)
2,5 g	Reinlecithin P (2 Meßl.)
5 g	Zucker (1 TL)
5 g	Margarine oder Butter
10 g	Jodsalz (2 TL)
200 g	frischer Roggensauerteig
20 g	frische Hefe
270–290 ml	Wasser
50 g	Haferkleie

Die Haferkleie wird ebenso wie mögliche Kerne oder Körner nach der ersten Teigruhezeit untergeknetet. Sie können sie auch beliebig durch andere austauschen. Das ausgekühlte Brot mit Haferkleie wiegt ohne Kerne und Samen etwa 800 g und hat einen Ballaststoffgehalt von ca. 80 g, das entspricht 10 %.
Zur Brot-Herstellung lesen Sie bitte *Seite 76 ff.* Wenn Sie keinen frischen Sauerteig haben, verwenden Sie 100 g Sauerteig-Trockenpulver und fügen 130 g Wasser zusätzlich hinzu. Zum Backen in der Brotbackmaschine wählen Sie das Programm „Vollkorn", Backstufe „Dunkel".
Variationen: Sie können 50 g Leinsamen, Sonnenblumenkerne, Flohsamen, Sesamsamen usw. dazugeben.

Roggen-Mischbrot mit Sauerteig

200 g	Weizenvollkornmehl
100 g	Roggenvollkornmehl
50 g	Erbsenfaser
75 g	Weizenkleber HT (3 geh. EL)
2,5 g	Reinlecithin P (2 Meßl.)
5 g	Zucker (1 TL)
5 g	Margarine oder Butter
10 g	Jodsalz (2 TL)
200 g	frischer Roggensauerteig
20 g	frische Hefe
260–280 ml	Wasser

Das ausgekühlte Brot wiegt etwa 800 g und hat einen Ballaststoffgehalt von 101 g, das entspricht 12,8 %.

Wenn Sie keinen frischen Sauerteig haben, verwenden Sie 100 g Sauerteig-Trockenpulver und fügen 130 g Wasser zusätzlich zu. Zum Backen in der Brotbackmaschine wählen Sie das Programm „Vollkorn" oder „Französisch", Backstufe „Dunkel".
Variationen: Geben Sie insgesamt 100 g Nüsse, Sonnenblumenkerne, Kürbiskerne usw. zu. Die kneten Sie nach der ersten Teigruhezeit unter.

Süßes Sonntagsbrot

200 g	Weizenmehl Type 405
100 g	Weizenvollkornmehl
40 g	Apfel-Weizenballast HT
60 g	Weizenkleber HT
2,5 g	Reinlecithin P (2 Meßl.)
80 g	Honig
40 g	Margarine oder Butter
5 g	Salz (1 TL)
25 g	frische Hefe
ca. 300 ml	Milch
50 g	Trockenfrüchte
50 g	Mandeln oder Sonnenblumenkerne

Die Trockenfrüchte und Mandeln oder Kerne werden gehackt und nach der ersten Teigruhezeit untergeknetet. Als Variation können Sie auch 100 g Rosinen zugeben. Das ausgekühlte Brot wiegt etwa 810 g und hat mit Trockenfrüchten und Mandeln einen Ballaststoffgehalt von 57 g, das entspricht 7 %.
Zum Backen in der Brotbackmaschine wählen Sie das Programm „Normal".
Anstelle von 40 g Apfel-Weizen-Ballast

können Sie auch 30 g Erbsenfaser HT zugeben.

Buttermilchbrot

200 g	Weizenvollkornmehl
200 g	Roggenvollkornmehl
evtl. 2,5 g	Reinlecithin P (2 Meßl.)
20–30 g	Rübenkraut (1 EL)
10 g	Jodsalz (2 TL)
20 g	frische Hefe
400 ml	Buttermilch
100 g	Sonnenblumenkerne, Kürbiskerne, Nüsse, Flohsamen

Das ausgekühlte Brot wiegt 850 g. Der Ballaststoffgehalt liegt bei ca. 63 g, das entspricht etwa 7,5 %.

Ballaststoffreiches Buttermilchbrot

150 g	Weizenvollkornmehl
150 g	Roggenvollkornmehl
30 g	Erbsenfaser HT
40 g	Weizenkleber HT
2,5 g	Reinlecithin P (2 Meßl.)
20–30 g	Rübenkraut (1 EL)
10 g	Salz (2 TL.)
20 g	frische Hefe
380–400 ml	Buttermilch
100 g	Leinsamen, Flohsamen, Sesamsamen, Nüsse, Sonnenblumenkerne oder Kürbiskerne

Das ausgekühlte Brot wiegt etwa 780 g und hat ca. 77 g Ballaststoffe. Das entspricht ca. 10 %.

Dieses Brot enthält Roggenmehl. Der Sauerteig wird durch die Buttermilch ersetzt. Es läßt sich von Hand backen und wird völlig anders hergestellt als die anderen Brote. Sie können es auch in der Maschine backen. Die Teigmenge gilt für eine kleine Kastenform.

Der Backvorgang in der Maschine läuft genauso ab, wie bei den anderen Broten beschrieben, allerdings muß vorher das Rübenkraut in der leicht erwärmten Buttermilch aufgelöst werden. Es wird das Backprogramm „Vollkorn" verwendet.
Herstellung des Buttermilchbrotes von Hand:
Alle trockenen Zutaten in einer Schüssel vermischen. Die Buttermilch erwärmen und das Rübenkraut darin auflösen. In diese lauwarme Mischung auch die Hefe geben und alles miteinander verrühren. Dann den Teig mit dem Knethaken kneten. Zum Kneten von Hand ist der Teig zu klebrig, weil er so viel Buttermilch enthält. Die beschichtete Kastenform sollte ca. 20 × 12 cm groß sein. Den Teig sofort in die Form geben und abgedeckt ½ Stunde gehen lassen. Danach direkt in den auf 150 °C vorgeheizten Backofen geben und auf der unteren Schiene des Backofens 2 Stunden backen. Hiernach das Brot sofort aus der Form nehmen und auf einem Gitter auskühlen lassen.
Das Brot ist zunächst noch sehr weich und feucht. Lassen Sie es einige Stunden oder über Nacht auskühlen, bevor Sie es anschneiden. Es hat nach der langen Backzeit eine feste und krosse Kruste. Der Geschmack ist sehr saftig und herzhaft. Durch die andere Herstellungsweise benötigt es keine übliche Teigführung und kein zweites Kneten. Deshalb geht das Brot insgesamt zwar hoch auf, die Oberfläche bleibt aber gerade, weil es in der Mitte nicht wie ein „herkömmliches" Brot hochtreibt. Die Krume wird schön locker und schmeckt köstlich.
Wenn Sie sich das Backen wesentlich vereinfachen wollen, können Sie auf die Fertig-Backmischungen nach unseren Rezepten zurückgreifen.
Für das *Ballaststoffreiche Buttermilchbrot* bedeutet das folgendes: Die entsprechende Backmischung enthält Weizen- und Roggenvollkornmehl, Erbsenfaser, Weizenkleber und Reinlecithin P. Von dieser Mischung benötigen Sie ca. 370 g. Dazu geben Sie dann Rübenkraut, Salz nach Geschmack, Hefe und die Buttermilch. Zusätzliche Kerne, Körner, Samen oder Nüsse können Sie nach Belieben hinzufügen.
Um ein größeres Brot zu backen, verwenden Sie einfach entsprechend mehr von der Backmischung und den anderen Zutaten.
Wenn Sie zu einem Brot ganze Körner zugeben wollen, müssen Sie diese zunächst mit der zweifachen Menge Wasser aufkochen und 10–15 Minuten quellen lassen. Gut abtropfen lassen und nach der ersten Teigruhe unterkneten.
Empfehlenswerte Gewürze sind: Anis, Fenchel, Kümmel, Kardamom.

Von Nudeln bis Pizza

Pizza

Unser besonders ballaststoffreicher Pizzateig kann von Hand oder mit der Küchenmaschine geknetet werden. Sie können ihn aber auch mit der Brotbackmaschine kneten. Dies hat den Vorteil, daß der Pizzateig in der Maschine auch seine erste Teigruhezeit (30 Minuten) verbringen kann. Wenn das Signal ertönt, können Sie ihn herausnehmen und ausrollen. Wenn Sie Ihre Pizza sehr knusprig mögen, achten Sie darauf, den Teig besonders dünn auszurollen. Drücken Sie den Teig in ein gefettetes Backblech oder ein spezielles, rundes Pizzablech. Lassen Sie den Teig 45 Minuten ruhen.

Vollkornpizza

400 g	Weizenvollkornmehl
10 g	Weizenkleber HT
5 g	Reinlecithin P (2 Meßl.)
4 EL	Olivenöl
½ TL	Salz
½ TL	Zucker
30 g	Hefe
210–220 ml	Wasser

Der Ballaststoffgehalt des Pizzabodens liegt bei 46,4 g.

Abb. 4: Die Vollkornpizza ist besonders gesund, wenn Sie sie mit frischen Gemüsen belegen.

Helle Pizza mit Ballaststoffen

400 g	Weizenmehl Type 405
30 g	Erbsenfaser HT
10–20 g	Weizenkleber HT
5 g	Reinlecithin P (2 Meßl.)
4 EL	Olivenöl
½ TL	Salz
½ TL	Zucker
30 g	Hefe
250 ml	Wasser

Der Ballaststoffgehalt des Pizzabodens liegt bei 35,8 g.

Nun müssen Sie nur noch die Zutaten Ihrer Wahl auf dem Pizzaboden verteilen. Zunächst kommt eine Schicht Tomatenpüree als fruchtige Basis auf den Teig, dann folgt der weitere Belag. Für eine besonders gesunde Pizza empfehlen sich Artischockenböden, Oliven, Pilze, Zwiebeln, Frühlingszwiebeln, Tomaten, Paprika, Peperonischoten, blanchierter Broccoli usw. und natürlich Käse. Würzen mit Salz, Pfeffer und Oregano. Die fertig belegte Pizza im vorgeheizten Backofen bei 230 °C etwa 20–25 Minuten backen.

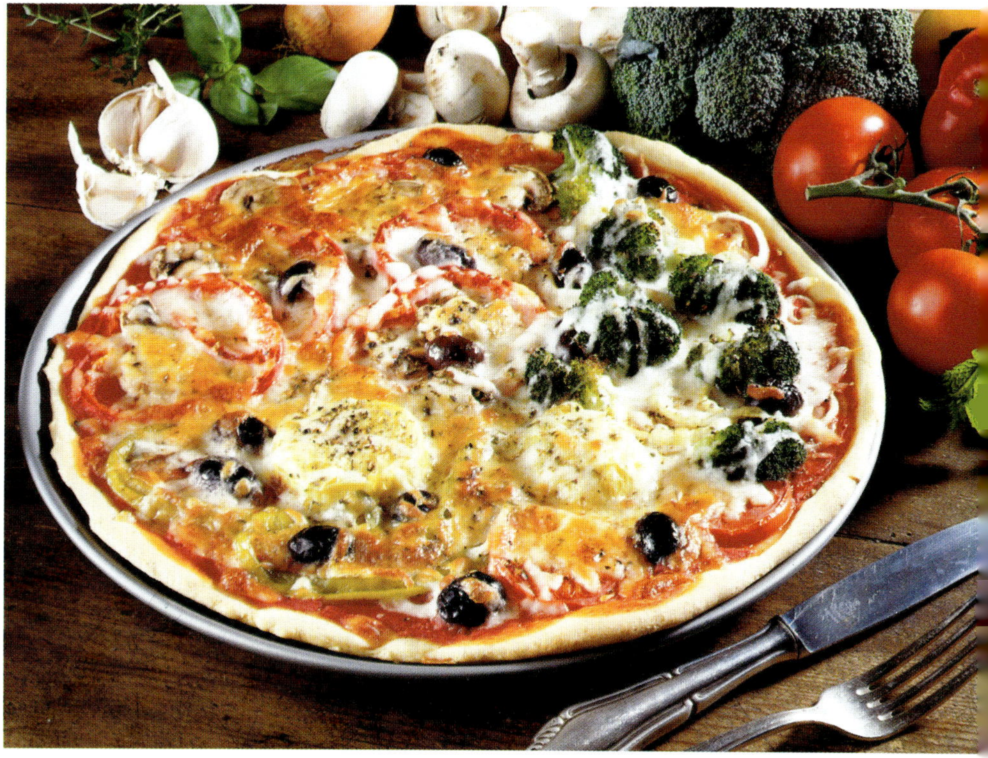

Tagliatelle & Co.

Kaum ein Gericht wird so heiß geliebt und so gern gegessen. Kinder, Jugendliche und Erwachsene sagen selten nein, wenn es Nudeln gibt.
Den herkömmlichen Nudeln fehlen aber die Ballaststoffe. Werden sie hingegen aus reinem Vollkorngetreide hergestellt, tragen sie zu einer äußerst gesunden Ernährung bei. Nudeln selbst herzustellen, ist kein allzu großer Aufwand. Mechanische Teigmaschinen dazu gibt es schon unter 40 DM. Eine ausführliche Beschreibung mit vielen Nudelrezepten finden Sie im Hobbythekbuch „Allerlei Getreide".

Der Nudelteig

Herstellung des Nudelteigs: Kneten Sie den Teig mit den Knethaken eines Mixers, einer Küchenmaschine oder eventuell auch in der Brotbackmaschine. Ist der Teig gut vorgeknetet, sparen Sie nachher viel Arbeit. Der Teig sollte möglichst trocken sein. Da Nudelteig sehr schwer und kompakt ist, muß man verhindern, daß sich in der normalen Küchenmaschine ein Kloß bildet, sonst drehen die Haken durch.

Wichtig ist zunächst, alle trockenen Zutaten in der Schüssel gut zu vermischen. Dann nach und nach das Wasser zugeben. Der Teig soll in Form von vielen kleineren Bröseln geknetet werden. Wenn die Feuchtigkeitsmenge stimmt, können Sie diese zum Schluß mit der Hand zu einem festen Kloß formen.
Portionieren Sie den Teig, und decken Sie ihn ab, denn er trocknet schnell aus. Dann bauen Sie die Nudelmaschine auf und drehen die erste Teigportion durch die beiden verstellbaren Walzen.
Wählen Sie dabei den größten Walzenabstand. Es kommt ein kurzes, relativ dick ausgerolltes Teigstück heraus. Das klappen Sie dreimal übereinander und geben es in gegengesetzter Richtung bei verringertem Walzenabstand wiederum durch die Walze. Das wiederholen Sie in mehreren Stufen, bis Sie ein langes Teigband haben, das Sie ganz nach Belieben auch mehrmals schneiden können. Der Walzenabstand wird bei jedem Walzvorgang verringert, Sie brauchen dabei jedoch nicht bis zur letzten Stufe auszurollen, denn die Nudeln können ruhig etwas dicker sein.

Dann lassen Sie die Teigstreifen auf Handtüchern trocknen. Der Teig soll so elastisch wie ein Stoffstreifen sein und darf nicht reißen. Lassen Sie den Teig etwa eine halbe Stunde bzw. so lange trocknen, bis er nicht mehr zusammenklebt, aber noch weich genug ist, um geschnitten zu werden. Dann schneiden Sie entweder breitere oder schmale Bandnudeln. Für den Vollkornteig mit seinem Schalenanteil empfehlen sich die breiten Bandnudeln. Wenn Sie Nudelteig übrigbehalten, können Sie ihn einfrieren. Die fertig geschnittenen Nudeln lassen Sie nun richtig durchtrocknen. Das dauert meist einen Tag. Danach können Sie sie kochen oder einen Teil davon aufheben. Für Eilige ist auch eine Trockenzeit von ungefähr einer Stunde ausreichend. Es besteht hierbei jedoch die Gefahr, daß die Nudeln beim Kochen verkleben.

Kochen Sie die Nudeln wie gewohnt in kochendem Salzwasser mit einem Teelöffel Öl. Achten Sie aber darauf, daß diese Nudeln besonders kurze Kochzeiten benötigen. Die Kochzeit hängt davon ab, wie dick die Nudeln ausgerollt sind. Wenn die Nudeln die von Ihnen bevorzugte Konsistenz haben, sofort abgießen und servieren. Sie schmecken so gut, daß wenig Sauce völlig genügt. Sie können zum Beispiel etwas Knoblauch mit frischen Kräutern, kleingeschnittene frische Tomaten, Öl und Salz nach Geschmack zugeben oder frisch geröstete Sesamkerne über die Nudeln streuen.

Weizen-Vollkornnudeln mit Konjac-Konzentrat

100 g	Weizenvollkornmehl
2 g	Konjac-Konzentrat (1 Meßl.)
60–70 ml	Wasser

Der Ballaststoffgehalt dieser Portion entspricht 13,6 g.
Ein Superrezept mit sehr elastischen Nudeln, die nicht zusammenkleben. Wenn Sie die Nudeln rot färben möchten, tauschen Sie einen Teil des Wassers durch Tomatenmark aus. Durch das quellende Konjac-Konzentrat nehmen diese Nudeln beim Kochen besonders viel Wasser auf.

Weiße Nudeln mit Ballaststoffen

100 g	Weizenmehl Type 405
15 g	Erbsenfaser HT
60–70 ml	Wasser

Der Ballaststoffgehalt dieser Portion entspricht 15,7 g.
In jeden Nudelteig können Sie 2 Teelöffel Öl geben, damit er weniger klebt.

Roggennudeln

50 g	Weizenvollkornmehl
50 g	Roggenvollkornmehl
2 g	Konjac-Konzentrat (1 Meßl.)
60–70 ml	Wasser

Der Ballaststoffgehalt dieser Portion entspricht 16,2 g.
Diese Nudeln haben allerdings einen sehr kräftigen Roggengeschmack, der vielleicht nicht jedermanns Sache ist. Aus dem Nudelteig lassen sich auch sehr gut Lasagne-Platten herstellen, Cannelloni rollen und Tortellini oder Ravioli zaubern. Anleitungen dazu nebst vielen Rezepten finden Sie im Hobbythekbuch „Allerlei Getreide".

Pesto

3 Tassen	frisches Basilikum
2–3	Knoblauchzehen
20 g	Pinienkerne
1 TL	Erbsenfaser HT
1 Tasse	Olivenöl
½ Tasse	Parmesankäse
	evtl. Salz

Dies ist eine sehr typische italienische Nudelsauce, in die wir etwas Erbsenfaser als Ballaststoff hineingegeben haben. Das Basilikum wird gewaschen und gut abgetrocknet, damit wenig Wasser in die Sauce gelangt, sonst ist sie nicht gut aufzubewahren. Alle Zutaten werden fein zerkleinert. Am besten eignet sich hierzu ein Mixer. Anstelle der Pinienkerne können Sie auch Nüsse oder Sonnenblumenkerne verwenden.
Das Pesto wird in ein Glas abgefüllt und kann im Kühlschrank einige Zeit aufbewahrt werden. Es wird löffelweise über einen Teller mit Nudeln gegeben.

Safransauce

250 ml	süße Sahne
100 ml	Weißwein oder Wasser
1 Prise	gekörnte Brühe
0,1 g	Safran (1 Portion)
	Salz und Pfeffer
½ Meßl.	Konjac-Konzentrat

Die Sahne mit den Gewürzen aufkochen, das Konjac-Konzentrat im Weißwein verrühren und unter Rühren mit dem Schneebesen in die kochende Sahne gießen. Dieses Rezept reicht für 2–3 Portionen Nudeln. Safran wird aus den Staubfäden einer Krokusart gewonnen, deshalb ist er so teuer.

Lebende Joghurtkulturen – paradiesisch für den Darm

Wenn Sie Milchsäurebakterien zu sich nehmen, freut sich Ihr Darm (vgl. *Seite 41*). Da einige dieser Bakterienstämme gleichzeitig aus Milch auch hervorragenden Joghurt produzieren, können wir durch unseren täglichen Joghurtverzehr so ganz nebenbei unserem Darm die notwendigen Bakterien zuführen. Wichtig ist allerdings, den richtigen Joghurt zu wählen. Hierbei sollten Sie auf zwei Dinge achten. *Erstens:* Der Joghurt darf nicht erhitzt werden. Durch

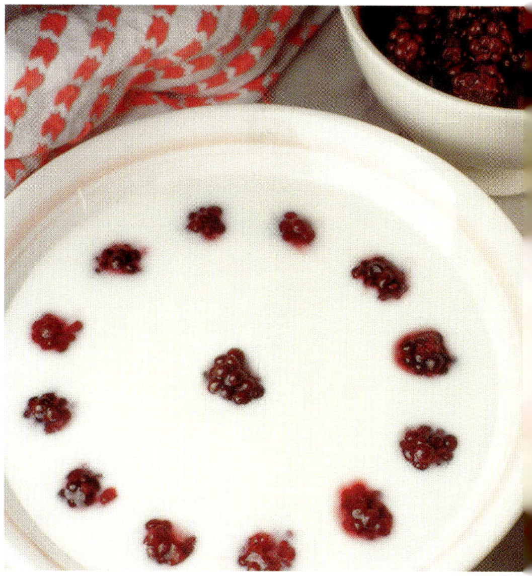

Abb. 5: Joghurt sollte so häufig wie möglich auf Ihrem Speiseplan stehen: So „spendieren" Sie Ihrem Darm eine Extraportion Milchsäurebakterien.

das Sterilmachen des Joghurts durch Hitze wird zwar die Haltbarkeit verlängert, aber gleichzeitig tötet man die Bakterien ab. Diese können sich nicht mehr vermehren, und der von uns beschriebene Effekt kann nicht eintreten. *Zweitens:* Es überstehen nicht alle Milchsäurebakterien, die in sogenannten lebenden Joghurtkulturen enthalten sind, die Verdauungsangriffe des Magens und der Galle. Seit Jahren sind Joghurts mit lebenden Bakterienkulturen auf dem deutschen Markt – aber der Nachweis, daß diese tatsächlich lebend in den Darm gelangen und sich dort auch ansiedeln, ist bisher nicht erbracht. Erst seit 1995 sind in Deutschland die sogenannten probiotischen Joghurtkulturen im Handel, die nachgewiesenermaßen diesen Anspruch erfüllen. Allerdings ist Joghurt mit probiotischen Kulturen relativ teuer. Deshalb empfehlen wir Ihnen, ihn selbst herzustellen. Besonders günstige Wirkungen auf den Darm haben u. a. bestimmte Stämme von *Lactobacillus acidophilus* und *Lactobacillus casei*.

Die Joghurtherstellung

Zur Joghurtherstellung brauchen Sie einen Joghurtbereiter, der über mehrere Stunden die gewünschte Temperatur hält. Am einfachsten ist es mit einer elektrischen Joghurtmaschine, die es schon ab ca. 30 DM im Handel gibt. Preiswerter, aber schwieriger zu bedienen, sind Styroporboxen oder ähnliche isolierte Behälter. Diese halten allerdings die Temperatur nicht gleichmäßig, so daß durch das Absinken der Temperatur das Wachstum der Milchsäurebakterien wesentlich verzögert wird. Ein anderes, wichtiges Problem ist dabei, daß gleichzeitig auch andere Kulturen mitwachsen, die bei niedrigeren Temperaturen unter Umständen schneller gedeihen als die erwünschten Stämme. Eine ebenfalls sehr einfache Methode ist es, den Joghurt in einer Thermoskanne reifen zu lassen. Die Kanne muß vorher mit kochendem Wasser gespült werden. Wichtig für die Joghurtbereitung ist ein Thermometer.
Außerdem brauchen Sie völlig keimfreie Milch. Entweder erwärmen Sie H-Milch auf 40 °C oder Sie kochen die frische Milch zunächst ab und lassen sie dann auf 40 °C abkühlen. Hat die Milch die richtige Temperatur erreicht, impfen Sie sie mit dem gewünschten Bakterienstamm, und zwar entweder mit speziellen Impfkulturen oder auch einfach mit einem gekauften Joghurt, der die gewünschten lebenden Bakterienkulturen enthält. Um einen Liter Milch zu impfen, benötigen Sie etwa 1–3 Eßlöffel Joghurt. Aus einem handelsüblichen Joghurt sollte man nur 2–3mal Joghurt nachziehen. Danach wird zum Impfen wieder ein gekaufter Joghurt benötigt. Die geimpfte Milch soll nun ca. 5–10 Stunden bei gleichmäßiger Temperatur stehen. Nach 5–7 Stunden hat sich bereits ein gebrauchsfähiger Joghurt gebildet, nach 8–10 Stunden ist er jedoch

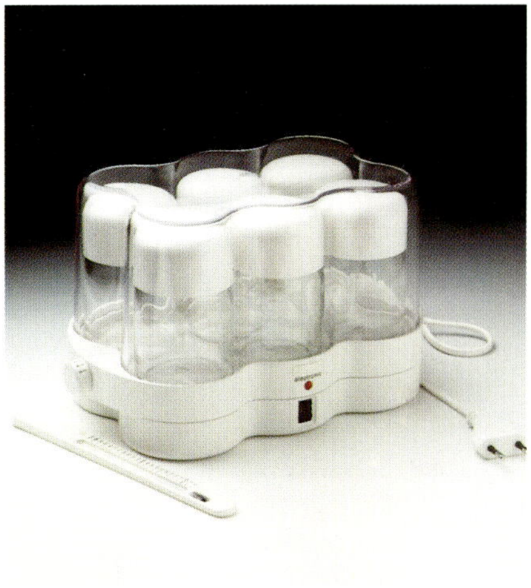

Abb. 6: In einem solchen elektrischen Joghurtbereiter können Sie sich regelmäßig Ihren eigenen frischen Joghurt herstellen.

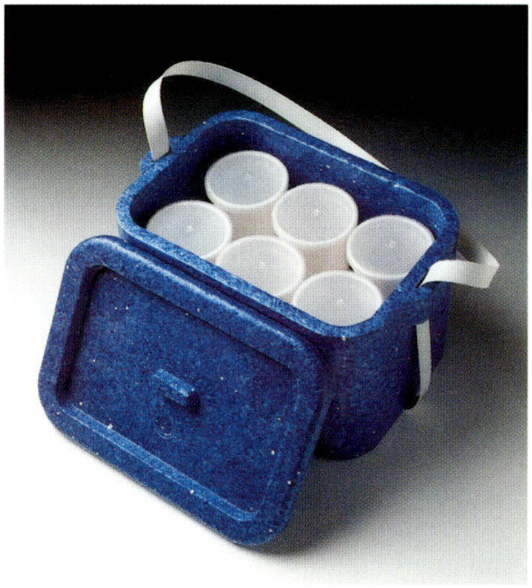

Abb. 7: Auch eine Möglichkeit: In dieser Styropor-Box reift der Joghurt quasi über Nacht.

fester. Außerdem enthält er noch mehr aktive Milchsäurebakterien, wenn Sie ihn etwas länger reifen lassen. Bei Verwendung einer Styroporbox müssen Sie etwas länger Geduld haben. Lassen Sie den Joghurt über Nacht reifen, bis er fest wird. Dieser selbstgemachte Joghurt enthält keine Bindemittel und wird beim Durchrühren wieder relativ flüssig. Wenn Sie das stört, können Sie ½ Meßlöffel Bindix oder Xanthan (*vgl. Seite 40*) einstreuen und unterrühren.
Bei manchen Bakterienkulturen wird eine Reifetemperatur von 44 °C empfohlen. Wichtig ist, daß die Temperatur nie darüber hinaus steigt, da ansonsten die Bakterien abgetötet werden.

Joghurt-Rezepte

Diese Rezepte können Sie sowohl mit gekauftem als auch mit selbstgemachtem Joghurt realisieren. Der Joghurt sollte aber auf jeden Fall lebende Kulturen enthalten, die sich gut in der Darmflora ansiedeln können. (1 Meßlöffel hat 2,5 ml Inhalt.)

Frucht-Joghurt mit Ballast

150 ml	Joghurt
2 TL	Frusip Orange
⅓ Meßl.	Konfilight flüssig HT
9–18 g	Multipekt Plus Lecithin (1–2 geh. EL)
Variation:	
1–2 TL	Apfel-Weizen-Ballast

Der folgende Drink enthält Spirulina, eine Mikroalge:

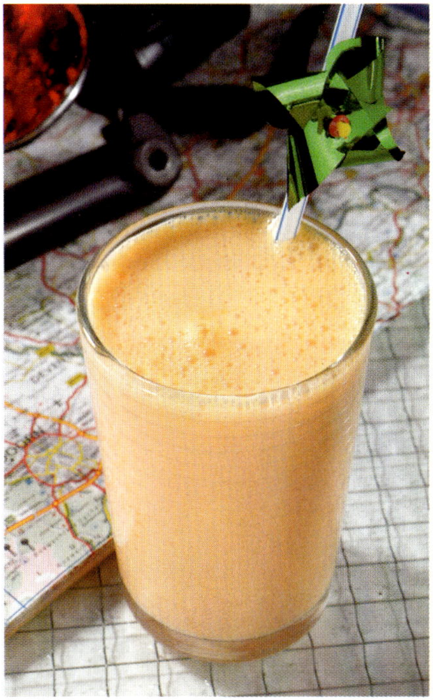

Abb. 8: Auch mit pikanten Gewürzen kann man einen äußerst schmackhaften Joghurt-Drink zubereiten.

Powerdrink

150 ml	Joghurt
2–3 g	Spirulina-Pulver (1 TL)
1 Prise	Pfeffer
evtl. 30 ml	Tomatensaft

Pikanter Joghurtdrink

150 ml	Joghurt
1 Prise	Pfeffer und Salz
50 ml	Tomaten- oder Möhrensaft
	Meerrettich oder Tabasco
	evtl. frische Kräuter

Walnuß-Joghurt

150 ml	Joghurt
1 TL	geriebene Walnüsse
5 Tr.	Walnußaroma HT, natürlich
⅓ Meßl.	Konfilight flüssig HT
	oder
1 TL	Apfelsüße

Joghurt-Bananenspeise

1	zerdrückte Banane
150 ml	Joghurt
1 TL	Apfelsüße
	etwas Zitronensaft
evtl. 1 TL	geriebene Nüsse

Rezepte für Joghurt-Salatsauce und Zatziki finden Sie auf *Seite 88.*

Rezepte für jede Gelegenheit

Salate

Zu einer gesunden Ernährung gehören viel frisches Gemüse und Salate. Dazu schlagen wir Ihnen im folgenden einige schöne Saucenrezepte vor. Die erste ist besonders schnell hergestellt.

Joghurt-Salatsauce

150 ml	Joghurt
1	Zwiebel
1	Knoblauchzehe
	frische oder tiefgekühlte Kräuter
½ TL	Senf
	Salz und Pfeffer
	evtl. etwas Zitronensaft

Die Zutaten feinhacken und alles miteinander verrühren.

Leichte Orangenmayonnaise

1	Eigelb
50 g	Orangensaft
1½ Meßl.	Konjac-Konzentrat HT
50 g	Distelöl
1 Tr.	natürliches Vitamin E
	etwas Zitronensaft
	Salz, Pfeffer
1 Msp.	Senf

Eigelb, Orangensaft und Konjac-Konzentrat miteinander verrühren, dann alle Zutaten mit dem Pürierstab mixen. Frisch aufgeschlagen hat diese Mayonnaise eine gute Konsistenz. Nach 2 Stunden im Kühlschrank wird sie dagegen ziemlich fest. Wenn Sie sie länger stehenlassen wollen, sollten Sie daher mehr Orangensaft zugeben. Die Sauce wird dann noch leichter.
Diese Orangenmayonnaise paßt zu vielen Salaten und kann auch zu Spargel serviert werden.

Leichte Orangen-Remoulade

Geben Sie zum Grundrezept feingehackte Zwiebeln, Knoblauch, Kräuter und Gewürzgurken hinzu.

Zatziki

10 cm	Salatgurke, geschält und geraspelt
½ Meßl.	Konjac-Konzentrat HT
150 ml	Joghurt
1	Knoblauchzehe feingehackt
1	Prise Salz

Die geraspelte Gurke mit dem Konjac-Konzentrat vermischen und mit den übrigen Zutaten verrühren. Evtl. ½ Stunde im Kühlschrank ziehen lassen. Zatziki kann man zum Salat, zu Kartoffeln und gekochtem Gemüse servieren.

Tomatencremesuppe mit Konjac-Konzentrat

500 ml	passierte Tomaten
1 Meßl.	Konjac-Konzentrat HT
100 ml	Milch
3 EL	Tomatenmark
100 ml	süße Sahne
	Anis und frische Kräuter
	Salz, Pfeffer, Muskat

Jeden Teller Tomatensuppe mit einem Löffel Schmand oder Joghurt und mit frischer Kresse oder selbstgezogenen Sprossen servieren. Evtl. Croutons dazu reichen: 1 Scheibe „Weißbrot mit Ballaststoffen" würfeln und mit 1–2 Eßlöffel Sesamsamen in 20 g Butter anrösten.

Wenn die Suppe längere Zeit steht, dickt sie etwas nach. Das gleiche geschieht im Magen. Es entsteht ein länger anhaltendes Sättigungsgefühl durch das Konjac-Konzentrat (vgl. *Seite 33*). Sie können es ebenso in jede andere Suppe unterrühren, auch zum Schluß, wenn sie schon fertig ist.

Ballaststoffhaltige Desserts und andere „Süßigkeiten"

Süße Nuß-Waffeln mit Ballaststoffen

150 g	Weizenmehl Type 405
15 g	Erbsenfaser HT
2	Eier
200 g	Milch
½ EL	Butter
1 EL	Apfelsüße HT oder Honig
1–2 Meßl.	Konfilight flüssig HT
	evtl. Zimt
1 Meßl.	Backpulver
50 g	geriebene Haselnüsse

Den Teig anrühren und im Waffeleisen backen. Die angegebene Menge reicht für drei Herzwaffeln. Wenn Sie kein Waffeleisen haben, können Sie aus dem Teig auch dünne Pfannkuchen in der Bratpfanne backen. Die Waffeln heiß essen und mit frischem Obst und Joghurt servieren.

Rote Grütze mit Konjacmehl

150 ml	Wasser oder Rotwein
1 geh. TL	Konjacmehl
250 g	frische oder tiefgekühlte Beerenmischung
50 g	Rosinen
1 Prise	Zimt
1 Meßl.	Konfilight flüssig HT oder
1 EL	Apfelsüße
20 g	Frusip Erdbeere, Johannisbeere oder Kirsche

Herstellung: Das Wasser oder den Rotwein aufkochen. Während des Kochvorgangs das Konjacmehl einstreuen, damit es nicht klumpt. Das Konjacmehl läßt sich nicht gut in Fruchtsaft lösen. Etwa 5–10 Minuten im heißen Wasser ziehen lassen, dann erst die restlichen Zutaten bis auf die Frusips zufügen. Frusips sollen möglichst wenig erwärmt werden, damit der frische Geschmack erhalten bleibt. Alles einmal aufkochen lassen und zum Abkühlen in eine Schüssel geben, dann erst Frusips unterrühren.
Während des Abkühlens dickt die Rote Grütze an. Das Konjacmehl gibt ihr genau die richtige Konsistenz. Der Ballaststoffgehalt beträgt ca. 2,5 %. Für die Beerenmischung eignen sich am besten Johannisbeeren, Brombeeren und Erdbeeren. Auch Kirschen passen gut dazu. Servieren können Sie die Grütze zum Beispiel mit Schlagsahne oder mit Vanille-Joghurt.

Früchte mit Rosen-Quarkfüllung

1 Meßl.	Konjac-Konzentrat
10 ml	Frusip Rote Traube
2 Meßl.	Konfilight flüssig HT
250 g	Quark
1 Tr.	Rosenwasserkonzentrat HT oder
12 Tr.	Vanille-Aroma HT

Herstellung: Konjac-Konzentrat in das Frusip einstreuen und verrühren, Süßstoff und Rosenwasserkonzentrat zugeben und dann den Quark unterrühren. Im Kühlschrank fest werden lassen. Anstelle von Rosenwasserkonzentrat ist auch Vanille-Aroma HT gut geeignet.

Während dieser Zeit bereiten Sie die Früchte vor. Zum Füllen eignen sich: kleine weiche Birnen, möglichst große Erdbeeren, große gelbe Pflaumen, Feigen, Kiwis und Honigmelonen. Alle Früchte sollten vorher gut gekühlt sein. Die Birnen werden halbiert und das Kerngehäuse herausgeschnitten, die Pflaumen werden halbiert und entsteint, Erdbeeren und Feigen werden von der Spitze nach unten etwa bis zur Hälfte 3–4mal eingeschnitten. Die Creme wird mit einer Spritztülle dorthineingegeben.
Die Kiwis werden halbiert und das härtere Mittelstück mit einem Löffel herausgeholt. Die Honigmelone wird in viele dünne Spalten geschnitten, die Kerne entfernt und das Fruchtfleisch mit einem scharfen Messer teilweise von der Schale abgeschnitten, teilweise aber noch daran gelassen, damit es sich erst beim Essen löst. Mit dem Fruchtfleisch läßt sich die Creme sehr schön garnieren. Bestreuen Sie es zum Schluß mit geriebenen Nüssen, Pistazien oder Kokosraspeln. Für einen festlichen Anlaß können Sie über die garnierten Früchte auch noch etwas Schokoladen-Kokosfettglasur gießen. Zum Schluß dekorieren Sie alles mit frischen ungespritzten Rosenblättern, die auch verzehrt werden können.

Milchdessert mit Frusips

200 ml	Milch
5 Meßl.	Frusips 1:40 Orange, Traube u. a. oder
7–9 Meßl.	Frusips 1:20 Ananas, Maracuja u. a.
2–4 Tabl.	Lightsüß HT oder anderer Süßstoff
1 Meßl.	Konjac-Konzentrat HT

Damit die Milch nicht gerinnt, wird zunächst das Konjac-Konzentrat gründlich mit dem Mixer untergerührt, ebenso der Süßstoff, dann erst die Frusips zugeben. 10 Minuten quellen lassen und dann verzehren. Es entsteht eine schaumige Cremespeise. Diese Masse läßt sich auch als Speiseeis einfrieren. Sie bleibt sehr luftig, bildet aber Kristalle. Deshalb empfehlen wir, sie in Eisförmchen für Eis am Stiel, die es in Haushaltswarengeschäften gibt, einzufrieren.

Sesam-Nußparfait mit Joghurt und Honig

200 ml	Schlagsahne
100 ml	Joghurt
2	Eigelb
evtl. 5–10 Tr.	natürl. Vanillearoma HT
evtl. 6 Tabl.	Lightsüß HT
2	Eiweiß
70–90 g	Honig oder Apfelsüße HT
100 g	Sesamsamen oder geh. Nüsse

Die süße Sahne schlagen und vorsichtig mit dem Joghurt, dem Eigelb und den Aromen verrühren. Die Süßstofftabletten in einem Teelöffel mit Wasser auflösen und ebenfalls dazugeben. Das Eiweiß mit dem Honig oder der Apfelsüße zu einem steifen Schaum schlagen und unterziehen. Sesamsamen oder Nüsse werden schon vorher in der Pfanne geröstet, abgekühlt und dann zugegeben. Die Parfait-Masse in Gefrierdosen füllen oder in Formen, die sich später stürzen lassen. Im Drei-Sterne-Tiefkühlfach je nach Größe der Form ca. 6–24 Stunden einfrieren.
Das Parfait schmeckt frisch am leckersten, läßt sich aber im tiefgekühlten Zustand 1–2 Wochen aufheben.
Serviert wird das Parfait am besten mit frischen oder tiefgekühlten Beeren wie Johannisbeeren, Himbeeren oder Erdbeeren. Zusätzlich können Sie im Eigelb noch ½ Meßlöffel Konjac-Konzentrat verrühren, dann wird das Parfait noch zarter.

Nuß-Kokos-Makronen

3	Eiweiß
100 g	Puderzucker
200 g	Kokosraspeln, getr.
50–100 g	gemahlene Nüsse
2 Msp.	Zimt oder Lebkuchengewürz

Wenn Sie Produkte aus der Dritten Welt unterstützen wollen, verwenden Sie schmackhafte Cashewkerne oder Macadamianüsse.

Zunächst das Eiweiß sehr steif schlagen, währenddessen den Zucker nach und nach zufügen. Der Eischnee wird durch den Zucker sehr fein und stabil. Dann Kokosraspeln, gemahlene Nüsse und das Lebkuchengewürz miteinander vermischen und leicht unter den Eischnee heben. Ein Blech mit Backpapier belegen und mit zwei Teelöffeln die Masse auf kleine Oblaten geben. Backzeit: Im vorgeheizten Ofen bei ca. 140–150 °C, ca. 30–45 Minuten, mit Heißluft ca. 120–130 °C backen.

Nußecken aus Vollkorn

Für den Teig:	
220 g	Weizenvollkornmehl
1	Ei
70 g	Honig
130 g	Margarine

Daraus einen Mürbeteig kneten und ½ Stunde im Kühlschrank kalt stellen, dann läßt er sich leichter ausrollen.

Für den Belag:	
6 EL	Kokosraspeln, getr.
2 EL	Sesamsamen
2 EL	Sonnenblumenkerne
2 EL	Cashewkerne, gehackt
ca. 4 EL	flüssiger Honig

Alle Zutaten für den Belag einfach mit einem Löffel vermengen.

Den Teig auf Backpapier dünn ausrollen und auf ein Backblech legen. Den Teig mit ca. 2 Eßlöffeln Aprikosenmarmelade bestreichen. Dann den Belag auftragen. Backzeit: Im vorgeheizten Ofen bei 200 °C, 20–30 Minuten, bei Heißluft: 180 °C backen. Aus dem Ofen nehmen und noch warm in kleine Dreiecke schneiden. Sobald sie ausgekühlt ist, läßt sich die Nußmasse nicht mehr schneiden. Der Ballaststoffgehalt beträgt über 12 %.
Für die Schokoglasur: 50 g Kokosfettglasur und 50 g Schokolade oder Kuvertüre schmelzen und die abgekühlten Nußecken halb hineintauchen. Diese Schokoglasur schmeckt besser als reine Kokosfettglasur und ist wesentlich leichter zu verarbeiten als reine Schokolade oder reine Kuvertüre. Schmelzen können Sie außer im Wasserbad auch sehr einfach in der Mikrowelle. Dabei erspart man sich das Raspeln der Schokolade, es genügt, sie in Stücke zu brechen. Auf kleinster oder zweitkleinster Stufe der Mikrowelle schmelzen und unbedingt alle 1–2 Minuten durchrühren.

Register

Bezugsquellen für Hobbythekprodukte

* ALC COSMETIC, 27804 Berne, Kranichstr. 2, Tel. 04406-6144.
ALTAMIRA, 82319 Starnberg, Söckinger Str. 7, Tel. 08151-28571.
BAUMGARTEN, 82377 Penzberg, Hochfeldstr. 56, Tel. 08856-1429.
BEATES NATURLADEN, 72116 Mössingen, Gustav-Schöller-Str. 7, Tel./Fax 07473-22269.
BELLA CURIOSA, 24937 Flensburg, Nordergraben 24, Tel. 0461-29826, Fax 0461-180817; 25899 Niebüll, Hooger Str. 22, Tel. 04661-3916.
* BELLA DONNA Kosmetik zum Selbermachen, 72764 Reutlingen, Museumsstr. 10, Tel. 07121-321416, Fax 07121-334054.
* BERGMANN Kosmetik, 38304 Wolfenbüttel/Groß Stöckheim, Juliusweg 1a, Tel. 05331-29385.
* BIOLINE, 70435 Stuttgart, Hohenloherstr. 3, Tel. 0711-876231.
* BIOTHEK, 74348 Lauffen a. N., Brückenstr. 19, Tel. 07133-22544.
BRANDSMÜHLE, 47533 Kleve, Hagsche Str. 47, Tel./Fax 02821-21112.
BRENNESSEL, 80799 München, Türkenstr. 60, Tel. 089-280303; 85345 Freising, Luckengasse 16, Tel. 08161-41999.
CALENDULA, 40217 Düsseldorf, Friedrichstr. 7, Tel. 0211-378655; 46539 Dinslaken, Sterkrader Str. 237, Tel. 02064-92739; 47441 Moers, Homberger Str. 39, Tel. 02841-29388.
* Fa. C & M DIE ÖKOTHEK, 73430 Aalen, Spitalstr. 14, Tel./Fax 07361-680176; 89522 Heidenheim, Hintere Gasse 18, Tel. 07321-26808.
CARLOTTA NATURA, 73313 Geislingen-Weiler, Hofstett am Steig 5, Tel. 07331-42820.
CLEOPATRA KOSMETIK, 82362 Weilheim, Kirchplatz 11, Tel. 0881-64961.
* COLETTE, 23552 Lübeck, Kapitelstr. 5, Tel. 0451-7070869.
* COLIMEX-ZENTRALE, 50996 Köln, Ringstr. 46, Tel. 0221-352072, Fax 0221-352071; Auslieferungsläden: 26506 Norden, Osterstr. 160, in Schwanen-Apotheke, Tel. 04931-2197; 32312 Lübbecke, Lange Str. 1, in Stern-Apotheke, Tel. 05741-7707; 33102 Paderborn, Bahnhofstr. 18, in St.-Christophorus-Drogerie, Tel. 05251-10520; 35576 Wetzlar, Langgasse 68, in Langgass-Apotheke, Tel. 06441-46900; 41812 Erkelenz, P.-Rüttchen-Str., im KONTRA-Center, Tel. 02431-81071; 41849 Wassenberg, Brabanter Str. 50, im KONTRA-Center, Tel. 02432-81011; 42105 Wuppertal, Rathaus-Galerie L119, Karlsplatz 3, Tel. 0202-443988; 45259 Essen, Schangstr. 13, Dromarkt, Tel. 0201-462259; 47798 Krefeld, Ostwall 146, Tel. 02151-615648; 48527 Nordhorn, Schuhmachershagen 15, Tel. 05921-721072; 50321 Brühl, Mühlenstr. 37; 50667 Köln, Brüderstr. 7, Tel. 0221-2580862; 50858 Köln-Weiden, Aachener Str. 1253, Rhein Center Köln-Weiden; 51143 Köln-Porz, Josefstr./Ladenzeile Karstadt, Tel. 02203-55242; 51465 Bergisch Gladbach, in der Kaufhalle, Richard-Zanders-Str./Refrather Weg, Tel. + Fax 02202-43103; 52064 Aachen, Alexianergraben 9/City-Center, Tel. 0241-30327; 52428 Jülich, Am Markt 2, in Parfümerie am Markt, Tel. 02461-2580; 53797 Lohmar, Broich-Weber, Breiterstegmühle 1, Tel. 02246-4245; 57462 Olpe, Bruchstr. 13, Tel. 02761-5190; 63739 Aschaffenburg, Steingasse 37, Tel. 06021-26464; 67482 Altdorf, Hauptstr. 78 Colimex/Naturkosmetik; 74653 Künzelsau, Keltergasse 13, in Hohenlohe Apotheke; 94032 Passau, Am Schanzl 10, Turm-Apotheke, Tel. 0851-33377.
* COSMEDA, 41460 Neuss, Neumarkt 4, Tel. 02131-277212; 46535 Dinslaken, Altmarkt 17, Tel. 02064-15178; 40668 Meerbusch, Gonellastr. 13, Tel. 02150-6625; 47495 Rheinberg, Römerstr. 16, 02843-6116; 47198 Duisburg, Augustastr. 31, Tel. 02066-55104.
* COSMETIC-BAUKASTEN, 33615 Bielefeld, Arndtstr. 51, Tel. 0521-131008.
* COSMETIX, 48143 Münster, Salzstr. 46b, Tel. 0251-44662.
CREATIV KOSMETIK, 82008 Unterhaching, Bahnhofsweg 3, Tel. 089-6115916.
* DUFT & SCHÖNHEIT, 80331 München, Sendlinger Str. 46, Tel. 089-2608259.
DUFTKÄNNCHEN; 45657 Recklinghausen, Reitzensteinstr. 50, Tel. 02361-16216, Fax 02361-185050.
GOLD RICHTIG, 65929 Frankfurt-Unterliederbach, Alemannenweg 60.
* HANNI'S BIOSHOP, 86456 Gablingen, Achsheimerstr. 10, Tel. 08230-9897.
HELGAS HOBBY SHOP, 63584 Gründau, Gartenstr. 19, Tel. 06058-2135.
* HEXENKÜCHE, 82152 Krailling, Luitpoldstr. 25, Tel. 089-8593135, Fax 089-8593136.
* HOBBY-KOSMETIK, 86153 Augsburg, Lechhauserstr. 3, Tel. 0821-155346, Fax 0821-513945; 70806 Kornwestheim, Stauffenbergstr. 26, Tel. 07154-3744; 97456 Dittelbrunn, Erlenstr. 25, Tel. 09721-44190; 84478 Waldkraiburg, Pürtenerstr. 34, Tel. 08638-7073; 84559 Kraiburg am Inn, Hochreit 1, Tel. 08638-7073.
HOBBY-KOSMETIK HAAG, 74821 Mosbach, Entengasse 4, Tel. 06261-14020.
* INATURA, 42551 Velbert, Friedrichstr. 303, Tel./Fax 02051-23355.
JAKOBUS Apotheke, 33397 Rietberg, Lippstädter Str. 17a, Tel. 02944-7554.

* JANSON GmbH, 76133 Karlsruhe, Kaiserpassage 16, Tel. 0721-26410, Fax 0721-27780.
JOJOBA, 35066 Frankenberg, Auf der Nemphe 2, Tel. 06451-4621.
* JOJOBA NATURPRODUKTE, 57076 Siegen-Weidenau, Bismarckstr. 5/Siegerlandzentrum, Tel. 0271-790201, Fax 0271-73866.
* KNACK-PUNKT, 73230 Kirchheim, Alleenstr. 87, Tel./Fax 07021-41726; 27472 Cuxhaven, Präsident-Herwig-Str. 40, Tel. 04721-62820.
* KOSMETIK-BAZARE: Interessengemeinschaft der Kosmetik-Bazare e.V. Dientzenhofer Str. 14, 63924 Kleinheubach, Tel. 09371-68861, Fax 09371-67567; 24103 Kiel, Eggerstedtstr. 1, Tel. 0431-92923, Fax 0431-978269; 24986 Satrup, Glücksburger Str. 11, Tel. 04633-1021, Fax 04633-8292; 26121 Oldenburg, Grüne Str. 16, Tel. 0441-13300, Fax 0441-16775; 26721 Emden, Neutorstr. 58, Tel. 04921-24646; 27711 Osterholz-Scharmbeck, Loger Str. 4, Tel. 04791-8326, Fax 04791-82522; 28203 Bremen, Ostertorsteinweg 25-26, Tel. 0421-701699, Fax 0421-75531; 30159 Hannover, Knochenhauer Str. 6, Tel. 0511-326236, Fax 05137-94293; 31582 Nienburg, Burgmannshof 2, Tel. 05021-12825, Fax 05021-63792; 31785 Hameln, Thiewall 4, Tel./Fax 05151-22576; 32257 Bünde, Bahnhofstr. 31, Tel. 05223-5133, Fax 05232-71219; 32756 Detmold, Paulinenstr. 9, Tel. 05231-39614, Fax: 05231-38823; 33615 Bielefeld, Arndtstr. 51, Tel. 0521-131008, Fax 05232-71219; 34414 Warburg, Hauptstr. 46, Tel. 05641-60467, Fax 05641-60468; 35037 Marburg, Augustinergasse, Tel. 06421-161363, Fax 0641-76450; 35390 Gießen, Frankfurter Str. 1, Tel. 0641-76979, Fax 0641-76450; 42289 Wuppertal, Kleestr. 42, Tel. 0202-620898, Fax 02339-13919; 45130 Essen, Alfredstr. 43, Tel. 0201-796413, Fax 0201-406323; 48143 Münster, Ludgeristr. 68, Tel./Fax 0251-518505; 48431 Rheine, Matthiasstr. 5, Tel. 05971-15421, Fax 05971-2170; 50226 Frechen, Joh.-Schmitz-Platz 10, Tel. 02234-13230, Fax 02235-44303 ; 53721 Siegburg, Holzgasse 47, Tel./Fax 02241-590942; 58285 Gevelsberg, Mittelstr. 101, Tel. 02332-83005, Fax 02339-13919; 58511 Lüdenscheid, Ringmauerstr. 5, Tel. 02351-358018, Fax 02351-27327; 59555 Lippstadt, Kahlenstr. 2, Tel. 02941-78466, Fax 02947-5276; 63924 Kleinheubach, Dientzenhoferstr. 14, Tel. 09371-68861, Fax 09371-67567; 65183 Wiesbaden, Wagemannstr. 3, Tel. 0611-379370, Fax 06124-3329; 67655 Kaiserslautern, Grüner Graben 3, Tel. 0631-92527, Fax 0631-66930; 70806 Kornwestheim, Bahnhofsplatz 14, Tel. /Fax 07154-16319; 73728 Esslingen, Kupfergasse 13, Tel./Fax 0711-355605; 75172 Pforzheim, Bahnhofstr. 9, Tel. 07231-33254, Fax 07452-67025; 97464 Oberwerrn, Bergstr. 7, Tel./Fax 09726-3319.
KOSMETIK KREATIV, 36304 Alsfeld, Schwabenröderstr. 61, Tel. 06631-6225.
KOSMETIK-SHOP LAVENDULA, 49090 Osnabrück, Natruper Str. 128, Tel./Fax 0541-683472.
KOSMETIK ZUM SELBERMACHEN, 85049 Ingolstadt, Sauerstr. 9, Tel. 0841-33711.
KOSMETIK ZUM SELBERMACHEN, 93133 Burglengenfeld, R.-Schumann-Str. 10, Tel./Fax 09471-6835.
KOSNA VERA, 59174 Kamen, Märkische Str. 28, Tel. 02307-4772; 59423 Unna, Markt 16, Tel. 02303-21337.
* KRÄUTER FISCHER, 33378 Rheda-Wiedenbrück, Markt 3, Tel. 05242-55958.
* KREATIV, 55595 Hargesheim, Schulstr. 3, Tel. 0671-32333.
KREUZHERRN APOTHEKE, 87700 Memmingen, Kalchstr. 12, Tel. 08331-4667, Fax 08331-80044.
MARGOTS BIOECKE, 51143 Köln-Porz, Josefstr./Ladenzeile Busbahnhof, Tel./Fax 02203-57307.
MCQUEENS NATURSHOP, 22880 Wedel, EKZ Rosengarten 6b, Tel. 04103-14950.
NATUR PUR, 06108 Halle, Schülershof 1, Tel. 0345-652061.
NATUR & PFLEGE, 91522 Ansbach, Kronenstr. 2, Tel. 0981-15266.
NATUR-ECKE, 46509 Xanten, Poststr. 24, Tel. 02801-5658/4847.
NATUR UND HOBBYLADEN, 91710 Gunzenhausen, Strittstr. 4, Tel. 09831-8574.
NATURTÖPFLA, 95194 Regnitzlosau, Trogenau 25, Tel. 09294-1713.
* NATURWARENLADEN Löschner, 97447 Gerolzhofen, Weiße-Turm-Str. 1, Tel. 09382-4115+7989, Fax 09382-5692.
* OMIKRON, 71032 Böblingen, Brunnenstr. 33, Tel. 07031-289082; 74382 Neckarwestheim, Ländelstr. 32, Tel. 07133-17081; 73635 Rudersberg-Schlechtbach, Bahnhofsplatz 41, Tel. 07183-8565.
PAPILLON - Die andere Pflege, 71063 Sindelfingen, Lützelwiesenstr. 17, Tel. 07031-800774.
* PIMPINELLA (Walter und Schneider), 14471 Potsdam, Clara-Zetkin-Str. 6, Tel. 0331-970302.
* PLATH PARFUMS, 24103 Kiel, Eggerstedtstr. 1, Tel. 0431-92923, Fax 0431-93401.
* POTPOURRI NATURE SHOP, 71263 Weil der Stadt, Katharinenstr. 4, Tel. 07033-533992, Fax 07033-533991.
PUDERDOSE, 67549 Worms, Zornstr. 2, Tel. 06241-594044, Fax 06241-595122.
* PURA NATURA, 90402 Nürnberg, Johannesgasse 55, Tel. 0911-209522.
* rein & fein, 82256 Fürstenfeldbruck, Münchner Str. 25, Tel. 08141-4548; 81241 München-Pasing, Planegger-Str. 9a, Tel./Fax. 089-830693.
* SPINNRAD GMBH/ZENTRALE, 45886 Gelsenkirchen, Am Luftschacht 3a, Tel. 0209-17000-0, Tx. 824726 natur d, Fax. 0209-17000-40; Auslieferungsläden: 01219 Dresden-Nickern, Kaufpark, Dohnaer Str. 246, Tel. 0351-2882089; 04329 Leipzig, Paunsdorfer Allee 1, Tel. 0341-2518906; 06254 Günthersdorf, Saale Park, Tel. 03463-820803; 07743 Jena, Goethe Galerie/Goethestr., Tel. 03641-890906; 09125 Chemnitz, Annaberger Str. 315,

Tel. 0371-514226; 10247 Berlin, Frankfurter Allee 53, Tel. 030-4276161; 10719 Berlin-Wilmersdorf, Uhlandstr. 43-44, Tel. 030-8814848; 10789 Berlin, Europacenter/Breitscheidplatz, Tel. 030-2616106; 12163 Berlin-Steglitz, Schloßstr. 1, Tel. 030-7911080; 12351 Berlin-Gropiusstadt, Johannisthaler Chaussee 295-327; 12619 Berlin-Hellersdorf, Spree-Center, Hellersdorfer Str. 79-81, Tel. 030-5612081; 14480 Potsdam-Drewitz, Nuthestr./Sternstr.; 15745 Wildau, Chausseestr. 1; 18055 Rostock, Rostocker Hof/Kröpeliner Str., Tel. 0381-4923281; 20146 Hamburg, Grindelallee 42, Tel. 040-4106096; 21335 Lüneburg, Grapengießer Str. 25, Tel. 04131-406427; 21614 Buxtehude, Brücken-Apotheke, Zwischen den Brücken 7, Tel. 04161-52233; 22143 Hamburg-Rahlstedt, Schweriner Str. 8-12, Tel. 040-6779044; 22765 Hamburg-Ottensen, Ottenser Hauptstr. 8, Tel. 040-392310; 23552 Lübeck, Mühlenstr. 11, Tel. 0451-7063307; 24103 Kiel, Holstenstr. 34, Tel. 0431-978728; 24534 Neumünster, Großflecken 51-53, Tel. 04321-41633; 24937 Flensburg, Große Str. 3, Tel. 0461-13761; 25524 Itzehoe, Feldschmiedekamp 6; 26122 Oldenburg, Gaststr. 26, Tel. 0441-25493; 26506 Norden, Neuer Weg 38; 27568 Bremerhaven, Bürgermeister-Smidt-Str. 53, Tel. 0471-44203; 27749 Delmenhorst, Lange Str. 96, Tel. 04221-129331; 28195 Bremen, Bremer Carré, Obernstr. 67, Tel. 0421-691932; 28203 Bremen, Ostertorsteinweg 90, Tel. 0421-74318; 30159 Hannover, Steintorstr. 9, Tel. 0511-329093; 30159 Hannover, Georgstr. 7, Tel. 0511-7000815; 30823 Garbsen, Nord-West-EKZ, Realkauf, Tel. 05131-95769; 30823 Garbsen, Havelser/Berenbosteler Str.; 30853 Langenhagen, Marktplatz 5, Tel. 0511-772056; 30880 Laatzen, Marktplatz 2, Tel. 0511-8236700; 31134 Hildesheim, Angoulemeplatz 2, Tel. 05121-57311; 32052 Herford, Lübbestr. 12-20, Tel. 05221-529654; 32423 Minden, Bäckerstr. 72, Tel. 0571-87580; 33098 Paderborn, Königsplatz 12, Tel. 05251-281759; 33330 Gütersloh, Münsterstr. 6, Tel. 05241-237071; 33602 Bielefeld, Bahnhofstr., Tel. 0521-66152; 34117 Kassel, Hedwigstr. 9, Tel. 0561-14911; 34117 Kassel, Untere Königsstr. 52; 35390 Gießen, Kaplansgasse 2-4, Tel. 0641-792393; 35576 Wetzlar, Langgasse 39, Tel. 06441-46952; 36037 Fulda, Bahnhofstr. 4, Tel. 0661-240638; 37073 Göttingen, Gronerstr. 57/58, Tel. 0551-44700; 38100 Braunschweig, Vor der Burg 8, Tel. 0531-42032; 38440 Wolfsburg, Porschestr.102, Tel. 05361-15004; 39326 Hermsdorf, Elbe Park EKZ, Tel. 039206-52207; 40212 Düsseldorf, Schadowstr. 80, Tel. 0211-357105; 40721 Hilden, Bismarckpassage, Tel. 02103-581937; 41061 Mönchengladbach, Hindenburgstr. 173, Tel. 02161-22728; 41236 Mönchengladbach-Rheydt, Stresemannstr. 1-7, Tel. 02166-619739; 41460 Neuss, Oberstr./Zollstr., Tel. 02131-276708; 41539 Dormagen, Kölner Str. 98, Tel. 02133-49045; 41747 Viersen, Hauptstr. 85, Tel. 02162-350549; 42103 Wuppertal-Elberfeld, Herzogstr. 28, Tel. 0202-441281; 42275 Wuppertal-Barmen, Alter Markt 7, Tel. 0202-551753; 42651 Solingen, Hauptstr. 28, Tel. 0212-204041; 42853 Remscheid, Alleestr. 30, Tel. 02191-420867; 44135 Dortmund, Lütge-Brück-Str. 12, Tel. 0231-578936; 44575 Castrop-Rauxel, EKZ Widumer Platz, Tel. 02305-27215; 44623 Herne, Bebelstr. 8, Tel. 02323-53045; 44623 Herne, Bahnhofstr. 45, Tel. 02323-53021; 44787 Bochum, Kortumstr. 33, Tel. 0234-66123; 44791 Bochum, Ruhrpark Shopping Center, Tel. 0234-238516; 45127 Essen, Porscheplatz 21, Tel. 0201-221295; 45276 Essen-Steele, Bochumer Str. 16; 45329 Essen-Altenessen, Altenessener Str. 411, Tel. 0201-333617; 45468 Mülheim, Hans-Böckler-Platz 10, Tel. 0208-34907; 45472 Mülheim, Rhein-Ruhr-Zentrum, Tel. 0208-498192; 45525 Hattingen, Obermarkt 1, Tel. 02324-55691; 45657 Recklinghausen, Kunibertistr. 28, Tel. 02361-24194; 45768 Marl, Obere Ladenstr. 68, Tel. 02365-56429; 45879 Gelsenkirchen, Klosterstr. 13, Tel. 0209-208963; 45897 Gelsenkirchen-Buer, Horster Str. 4, Tel. 0209-398889; 45964 Gladbeck, Hochstr. 29-31, Tel. 02043-21293; 46047 Oberhausen, Osterfelder Str., Tel. 0208-21970; 46049 Oberhausen, Bero-Center 110, Tel. 0208-27065; 46236 Bottrop, Hochstr. 11, Tel. 02041-20113; 46236 Bottrop, Kirchplatz 4, Tel. 02041-684484; 46282 Dorsten, Recklinghäuser Str. 4, Tel. 02362-45748; 46397 Bocholt, Osterstr. 51, Tel. 02871-186024; 46483 Wesel, Hohe Str. 26, Tel. 0281-34794; 46535 Dinslaken, Duisburger Str. 10, Tel. 02064-54557; 47051 Duisburg, Königstr. 42, Tel. 0203-284497; 47441 Moers, EKZ Neumarkt-Eck, Tel. 02841-23771; 47798 Krefeld, Hansa Zentrum 42/43, Tel. 02151-395635; 47798 Krefeld, Neumarkt 2, Tel. 02151-22547; 48143 Münster, Alter Steinweg 39, Tel. 0251-518541; 48143 Münster, Ludgeristr. 114, Tel. 0251-42352; 48282 Emsdetten, Bahnhofstr. 2-8, Tel. 02572-88447; 48431 Rheine, Münsterstr. 6, Tel. 05971-13548; 49074 Osnabrück, Große Str. 84/85, Tel. 0541-201373; 50672 Köln, Bazaar de Cologne/Mittelstr. 12-14, Tel. 0221-256606; 50678 Köln, Severinstr. 53, Tel. 0221-3100018; 50765 Köln-Chorweiler, Mailänder Passage 1, Tel. 0221-7088940; 50823 Köln, Venloer Str. 336, Tel. 0221-5103342; 51373 Leverkusen, Hauptstr. 73, Tel. 0214-403131; 51643 Gummersbach, Wilhelmstr. 7, Tel. 02261-64784; 52062 Aachen, Rethelstr. 3, Tel. 0241-25254; 52062 Aachen, Adalbertstr. 110. Tel. 0241-20453; 52222 Stolberg, Steinweg 83-89, Tel. 02402-21245; 52249 Eschweiler, Grabenstr. 66, Tel. 02403-15286; 52349 Düren, Josef-Schregel-Str. 48, Tel. 02421-10082; 53111 Bonn, Poststr. 4, Tel. 0228-636667; 53757 St. Augustin, Rathausallee 16, Tel. 02241-27040; 53879 Euskirchen, Hochstr. 56, Tel. 02251-55521; 53879 Euskirchen, Berliner Str./Ecke Kapuzinerstr., Tel. 02251-782191; 54290 Trier, Neustr. 66, Tel. 0651-48241; 55116 Mainz, Kirschgarten 4, Tel. 06131-228141; 55116 Mainz, Lotharstr. 9, Tel. 06131-238373; 56068 Koblenz, Löhrstr. 16-20, Tel. 0261-14925; 56564 Neuwied, Langendorfer Str. 111, Tel. 02631-357661; 57072 Siegen, Marburger Str. 34, 0271-54540; 58095 Hagen, Elberfelder Str. 64, Tel. 02331-17438; 58452 Witten, Bahnhofstr. 38, Tel. 02302-275122; 58511 Lüdenscheid, EKZ Stern Center/Altenaer Str., Tel. 02351-22907; 58636 Iserlohn, Alter Rathausplatz 7, Tel. 02371-23296; 59065 Hamm, Bahnhofstr. 1c, Tel. 02381-20245; 59227 Ahlen, Oststr. 44, Tel. 02382-806677; 59555 Lippstadt, Lippe-Galerie/Langestr., Tel. 02941-58332; 60311 Frankfurt, Kaiserstr. 11, Tel. 069-291481; 60439 Frankfurt, Tituscorsostr. 2b, Tel. 069-584800; 63065 Offenbach, Herrenstr. 37, Tel. 069-825648; 63739 Aschaffenburg, City-Galerie, Goldbachstr. 9, Tel. 06021-12662; 64283 Darmstadt, Wilhelminenpassage, Tel. 06151-22078; 65183 Wiesbaden, Mauritius Galerie 2, Tel. 0611-378166; 66111 Saarbrücken, Dudweiler Str. 12, Tel. 0681-3908994; 66424 Homburg/Saar, Talstr. 38a, Tel. 06841-5351; 67059 Ludwigshafen, Bismarckstr. 106, Tel. 0621-526664; 67547 Worms, Obermarkt 12, Tel. 06241-88462; 67655 Kaiserslautern, Pirmasenser Str. 8, Tel. 0631-696114; 68159 Mannheim, Kurpfalzpassage, Tel. 0621-154662; 68159 Mannheim,

Kurpfalzstr. H1, 1-2; 69115 Heidelberg, Das Carée, Rohrbacherstr. 6-8d, Tel. 06221-166825; 70173 Stuttgart, Lautenschlagerstr. 3, Tel. 0711-291469; 70372 Stuttgart-Bad Cannstatt, Bahnhofstr. 1-5, Tel. 0711-562113; 71084 Böblingen, Sindelfinger Allee, Tel. 07031-233664; 71638 Ludwigsburg, Wilhelmstr. 24, Tel. 07141-970276; 71638 Ludwigsburg, Marstall-Center, Tel. 07141-902879; 72764 Reutlingen, Metzgerstr. 4, Tel. 07121-320415; 73733 Esslingen, Weilstr. 227, Tel. 0711-386905; 74072 Heilbronn, Sülmerstr. 34, Tel. 07131-962138; 75172 Pforzheim, Bahnhofstr. 10, Tel. 07231-353071; 76133 Karlsruhe, Kaiserstr. 170, Tel. 0721-24845; 76829 Landau, Rathausplatz 10, Tel. 06341-85818; 78050 Villingen-Schwenningen, Niedere Str. 37, Tel. 07721-32575; 78224 Singen, Scheffelstr. 9, Tel. 07731-68642; 78462 Konstanz, Hussenstr. 24, Tel. 07531-15329; 78532 Tuttlingen, Hecht Carré, Königstr. 2, Tel. 07461-76961; 79098 Freiburg, Oberlindenpassage, Herrenstr. 49, Tel. 0761-381213; 80331 München, Sendlingerstr. 66/Asamhof, Tel. 089-264159; 80797 München-Schwabing, Schleißheimer Str. 100, Tel. 089-1238685; 83022 Rosenheim, Stadtcenter/Kufsteiner Str. 7, Tel. 08031-33536; 85057 Ingolstadt, Am West Park 6, Tel. 0841-87822; 86150 Augsburg, Bahnhofstr. 26-30, Tel. 0821-155482; 87435 Kempten, Bahnhofstr. 1, Tel. 0831-202513; 87435 Kempten, Fischersteige 4, Tel. 0831-24503; 88212 Ravensburg, Eisenbahnstr. 8, Tel. 0751-14489; 89073 Ulm, Neue Str. 93, Tel. 0731-60909; 90402 Nürnberg, Grand Bazar/Karolinenstr. 45, Tel. 0911-232533; 90762 Fürth, Alexanderstr. 11, Tel. 0911-773663; 91054 Erlangen, Hauptstr. 46, Tel. 0913-201043; 91126 Schwabach, Königstr. 2, Tel. 09122-16849; 92637 Weiden, Mooslohstr. 123, Tel. 0961-27710; 95028 Hof, Ludwigstr. 47, Tel. 09281-3641; 96052 Bamberg, Ludwigstr. 2, Tel. 0951-202588; 96450 Coburg, Steinweg 24, Tel. 09561-99414; 97070 Würzburg, Kaiserstr. 16, Tel. 0931-15608; 99085 Erfurt, Nordhäuser Str. 7b, Tel. 0361-7462048.
DAS NEUE STECKENPFERD, 24768 Rendsburg, Nienstadtstr. 10, Tel./Fax 04331-24243.
*STELLA-Essenzen, 73066 Uhingen, Bleichereistr. 41, Tel./Fax 07161-35146.
*STEPHAN, 59755 Arnsberg, Mendenerstr. 14, Tel. 02932-25000.
*STERNTALER NATURLADEN, 42651 Solingen, Am Neumarkt 27, Tel. 0212-10332; 42929 Wermelskirchen, Kölner Str. 36, Tel. 02196-93982.
*SUNCOS GmbH, 61169 Friedberg, Kaiserstr. 113, Tel./Fax 06031-62597, 61184 Karben, Bahnhofstr. 24, Tel. 06039-95196, 61118 Bad-Vilbel, Frankfurter Str. 40, Tel. 06101-12681, 63486 Bruchköbel, Mühlbachstr. 45.
SYLVI'S NATURLADEN, 47906 Kempen, Judenstr. 19, Tel. 02152-54590; 13595 Berlin, Pichelsdorfer Str. 93, Tel. 030-3317878; 88489 Wain, Obere Dorfstr. 37, Tel. 07353-1465.
*DER UMWELTLADEN, 88427 Bad Schussenried, Keilbachstr. 7, Tel. 07583-4293 oder 4177.
Fa. URSULA SINGER, 86497 Horgau/Auerbach, Höhenweg 11, Tel. 08294-2358.
VITALIS-APOTHEKE, 59556 Lippstadt-Cappel, Beckumer Str. 214, Tel. 02941-78972.
*VON DER GATHEN BIOCOSMETIC, 40211 Düsseldorf, Am Wehrhan 24, Tel. 0211-1640355; 50672 Köln, Ehrenstr. 35, Tel. 0221-256636.
WASCH- UND PFLEGEECKE, 91710 Gunzenhausen, Lindenstr. 2b, Tel. 09831-7429.
WASCHKÜCHE, 95213 Münchberg, Friedrich-Ebert-Str. 70.
*WINDRAD, 61350 Bad Homburg, Landwehrweg 1, Tel./Fax 06172-969500.
YIN YANG, 63897 Miltenberg, Hauptstr. 24, Tel./Fax 09371-68099.

In der Schweiz:
DORF-LÄDELI, CH-8863 Buttikon, Kantonsstr. 49, Tel. 0041-55-4441854.
DROGERIE LEHNER, CH-3097 Liebefeld, Kirchstr. 15, Tel. 0041-31-9714612, Fax 0041-31-9725309.
*INTERWEGA Handels AG, CH-8863 Buttikon, Postfach 125, Tel. 0041-55-4441854, Fax 0041-55-672477.

In Österreich:
*CREATIV-COSMETIK, A-5026 Salzburg, Waldburgergasse 46A, Tel. 0043-662-434228, Tel./Fax 0043-662-620894.
NATUR PUR; A-1070 Wien, Kirchengasse 25-27, Tel. 0043-1-5262129.

Die mit * gekennzeichneten Firmen betreiben auch Versandhandel.
Einige Substanzen erhalten Sie auch in Reformhäusern, Drogerien, Apotheken, Bioläden und Lebensmittelläden. Vergleichen Sie die Preise!

Hinweis:
Autoren und Verlag bemühen sich, in diesem Verzeichnis nur Firmen zu nennen, die hinsichtlich der Substanzen und Preise zuverlässig und günstig sind. Trotzdem kann eine Gewährleistung von Autoren und Verlag nicht übernommen werden. Irgendwelche Formen von gesellschaftsrechtlicher Verbindung, Beteiligung und/oder Abhängigkeit zwischen Autoren und Verlag einerseits und den hier aufgeführten Firmen andererseits existieren nicht.

Für Umwelt und Soziale Verantwortung

Spinnrad
DIE DROGERIE

ÜBER 160 LÄDEN IN DEUTSCHLAND

PARTNER IN DER GANZEN WELT

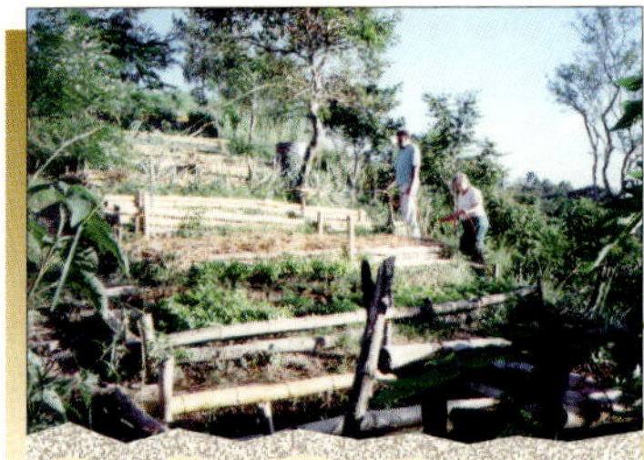

Anbau von Pflanzen zur Gewinnung etherischer Öle in El Salvador

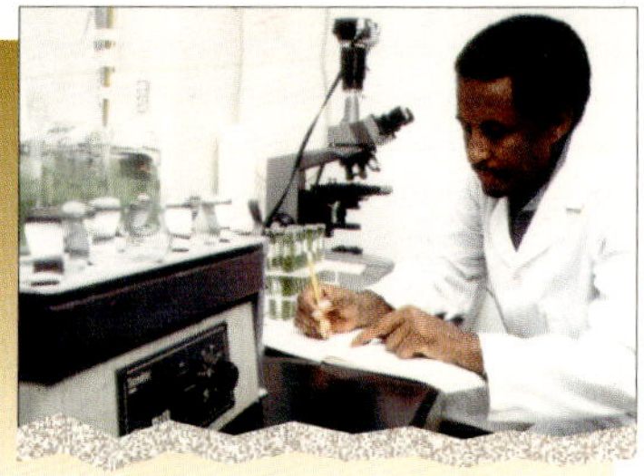

Täglich entnommene Proben garantieren Reinheit und Qualität

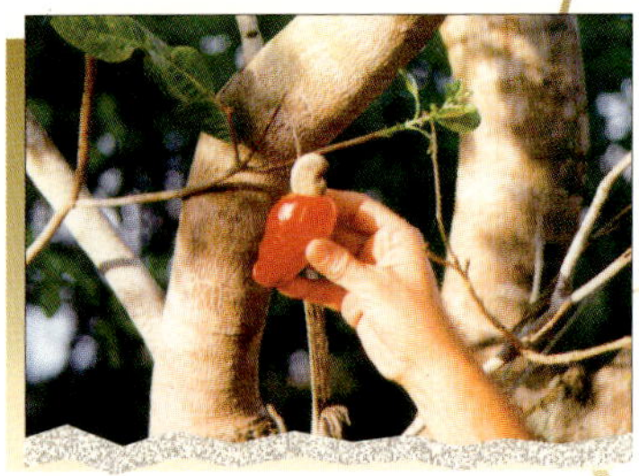

Spinnrad bezieht Cashew-Kerne direkt aus der Frauenkooperative "La Surenita" in Honduras

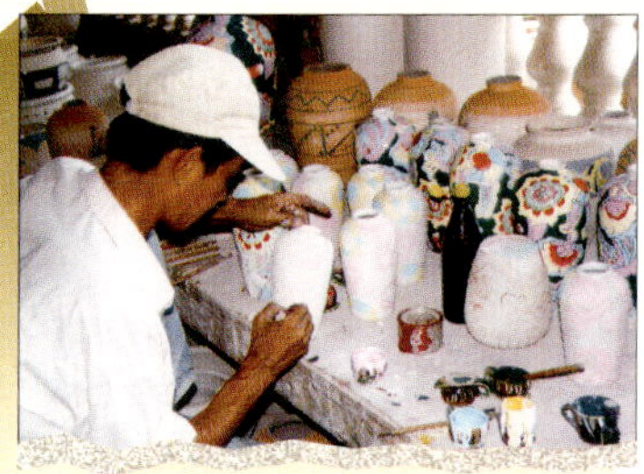

Traditionelles Keramikhandwerk in Vietnam

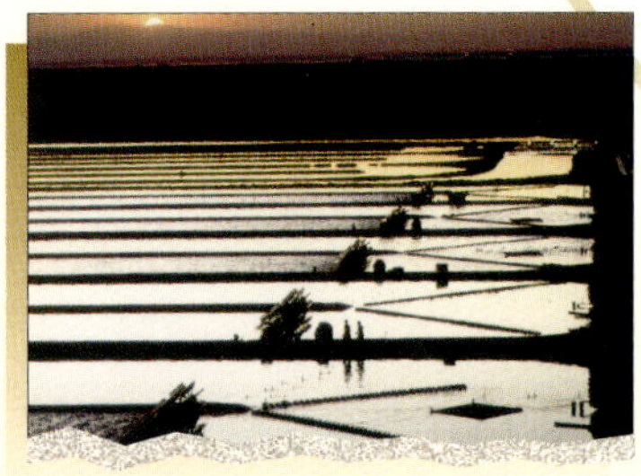

Jedes Spirulina-Becken ist größer als ein Fußballfeld (USA)

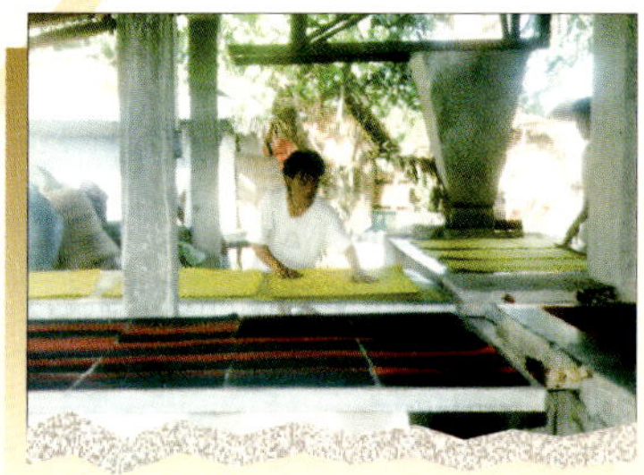

Spinnrad importiert handgeschöpftes Papier aus Santo Domingo (Philippinen)

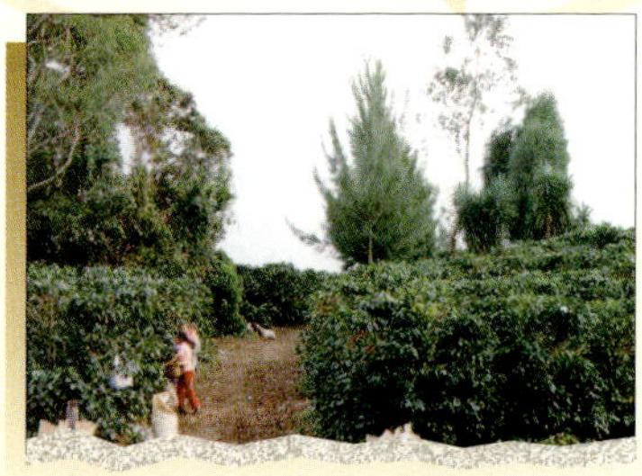

Costa Rica, eines der Länder, das durch den bei Spinnrad erhältlichen TRANSFAIR-Kaffee unterstützt wird

Spinnrad GmbH
Am Luftschacht 3A • 45886 Gelsenkirchen
Tel.: 0209/17000-0 • Fax: 0209/17000-40
E-Mail:Spinnrad@umwelt.de

Fordern Sie Ihren kostenlose
SPINNRAD-Katalo
unter 0209/17000-0 a